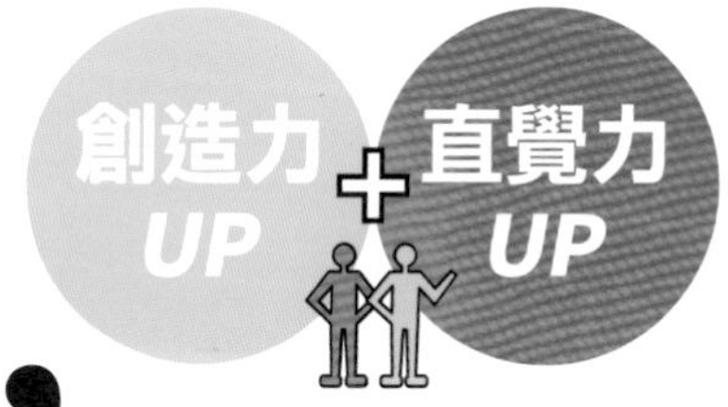
創造力
UP
直覺力
UP

一天5分鐘，喚醒大腦潛能！

全面提升圖像思考力的右腦開發練習題

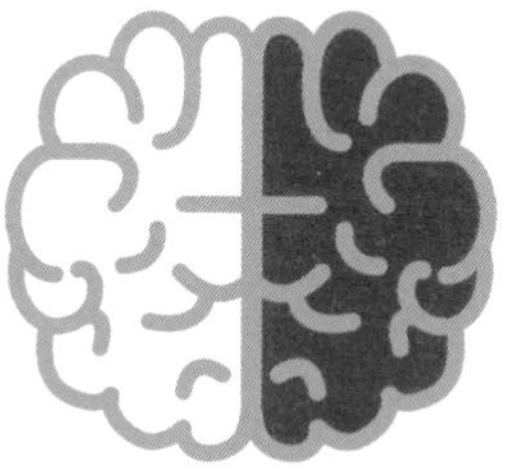

作者／兒玉光雄 日本追手門學院大學特別顧問
翻譯／卓文怡

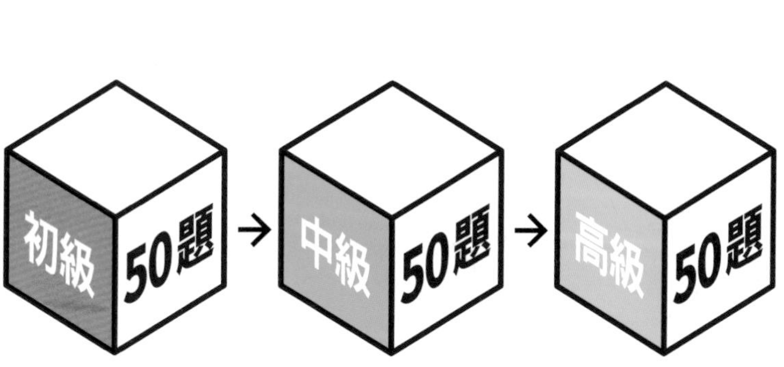
初級
50題
中級
50題
高級
50題

目次

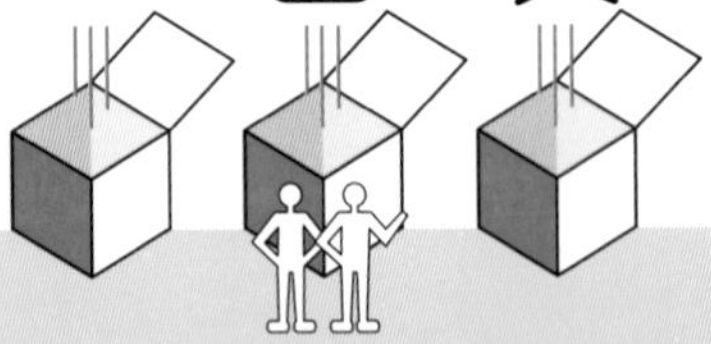

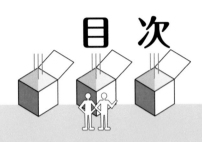

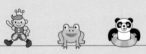

高級題目

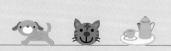

給爸媽的話

這本書或許會改變你的孩子的命運。

俗話說「打鐵要趁熱」，鍛鍊孩子的大腦也要趁早。根據研究顯示，孩子的腦細胞會在5至12歲這段期間快速變化。

經過這段期間之後，大腦已完成變化，各種機能將大致固定，很難再改變，因此一定要趁著變化的期間，利用本書的練習題來活化孩子的右腦，使其機能更上一層樓。

大腦在12歲以前，正處於吸收能力相當強的狀態，就好比是一塊乾海綿，會不斷吸收所有接觸到的資訊。可惜目前日本的教育制度是完全「偏重左腦」的填鴨式教育，這樣的教育方式，很難培育出未來社會所需要的人才。

以下針對大腦新皮質的左腦與右腦機能進行簡單的說明。「左腦」負責的是語言、邏輯思考和理性分析，是一種以文字和數字為媒介的思考型態。

另一方面，「右腦」則負責圖形處理、空間辨識等，擅長以圖像為媒介的思考方式，與想像力、創造力有極大的關係。歷史上絕大多數的重大發現或重要發明，都來自於右腦所創造出的圖像。當有了概念以後，左腦才將之轉換成文字或數字，使這些發明或發現成為全世界的共識。

在接下來的時代，左腦能夠做的事情幾乎都會被電腦取代。說得更明白一點，過去仰賴人類的左腦對文字或數字進行處理的作業，如今絕大多數都已成為電腦的工作。

相較之下，雖然人工智能（AI）目前的發展也非常快速，但在短期內不太可能取代人類右腦的機能。換句話說，想要在未來的社會上立足，必須擁有豐富的創造力與敏銳的直覺力，也就是要成為一個「右腦人」。

正因如此，在腦部發育最快速的5至12歲時期，孩子必須要全力鍛鍊右腦。如果你是5至12歲孩童的父母，也應該把活化孩子的右腦當成首要任務。

「右腦IQ」這個概念，最早是由我引進日本，如今我依然致力於推廣這個概念。從小鍛鍊右腦的孩子，進入小學之後解題的效率會明顯提高，成績也會比較優秀。

不僅如此，因為這些孩子養成了使用右腦的習慣，能夠輕易進入全神貫注的專心狀態，所以理解問題的速度也會比其他孩子快得多。

從前我曾經在某間大型補習班進行一場實驗。我讓一百名以上的小學生試做我的右腦開發練習題，結果證明分數較高的孩子，在補習班裡的成績比較優秀，而且當我詢問孩子答題感想時，許多孩子回答「比學校的功課有趣多了」。可見右腦開發練習題能夠讓孩子在輕鬆愉快的心情中鍛鍊右腦。

為了讓孩子能夠在鍛鍊右腦的同時，也充分享受答題的樂趣，本書收錄了許多有趣的題目。除了孩子之外，大人也可一同參與答題，讓《一天5分鐘，喚醒大腦潛能！全面提升圖像思考力的右腦開發練習題》成為全家的共同消遣。

相信這本書一定能為你家孩子的右腦帶來奇蹟！

日本追手門學院大學特別顧問

兒玉光雄

本書的使用方式

1 限制時間

本書共收錄150個題目，分為初級題目、中級題目和高級題目。這三個層級又細分成五個等級；每個等級都有10題，限時5分鐘作答。

2 需要準備的東西

首先要準備答題的筆。建議使用鉛筆，可以把答案擦掉後重複作答。

另外，再準備計時的工具，就可以開始練習了。

3 提高作答速度的訣竅

本書中的題目大部分都是選擇題，直覺的敏銳度會影響分數，所以在解題時，不要把題目想得太複雜。右腦又被稱為「頓悟腦」，擅長在短時間內迅速做出判斷，因此建議相信直覺，快速寫出答案。

作答不必依照順序，可以從比較簡單的題目開始寫起。判斷題目的難易度也是發揮右腦能力的好機會。

4 對答案

時間一到就停止作答，接著對答案。在「腦力評分表」上計算等級1～5各答對幾題，把分數加總，對照「右腦能力檢測結果」，確認目前的右腦能力。

5 晉級

如果初級的50個題目能夠答對40題以上，就可以進入中級；中級若答對40題以上，就可以進入高級。以年齡來看，初級大約是4至6歲的程度，中級大約是小學低年級的程度，高級則大約是小學中高年級的程度。

不過這其實只是籠統的區分，幼童也可能解開高級題目；反過來說，初級題目也可能讓大人想破腦袋。圖像思考力的高低，與年齡並沒有直接的關係。

如果一直反覆寫相同的題目，大腦會記住該題的答案，產生成績越來越好的假象。建議相同的題目要間隔一個星期以上再重做，才能獲得鍛鍊的效果。

6 注意事項

就算想不出答案，也不能輕易放棄，直接看解答。在限制的時間內，必須把全部的心思放在作答上。全神貫注時，右腦的能力自然會提升。

◆

接下來，請開始嘗試作答。當你把這本右腦開發練習題的所有題目寫完後，你的圖像思考力必定會變得截然不同。

初級題目

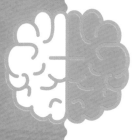

腦力評分表

各等級
限時5分鐘
(合計25分鐘)

第3次	答對題數
等級1	
等級2	
等級3	
等級4	
等級5	
合計	

第2次	答對題數
等級1	
等級2	
等級3	
等級4	
等級5	
合計	

第1次	答對題數
等級1	
等級2	
等級3	
等級4	
等級5	
合計	

右腦能力檢測結果

答對題數	腦力值
46～50	155
41～45	147
36～40	139
31～35	131
26～30	123
21～25	115
16～20	107
11～15	99
06～10	91
01～05	83

等級

你的右腦超優秀！	147～155
你的右腦非常棒。	131～139
你的右腦和大家差不多。	115～123
再加把勁會更好。	99～107
每天都要做練習哦！	91以下

問題 1

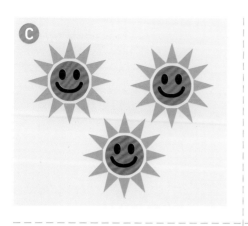

哪個選項的圖案數量最多？

答案

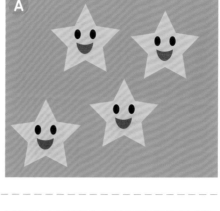

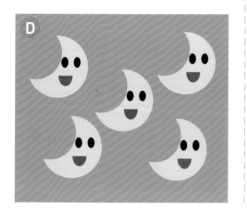

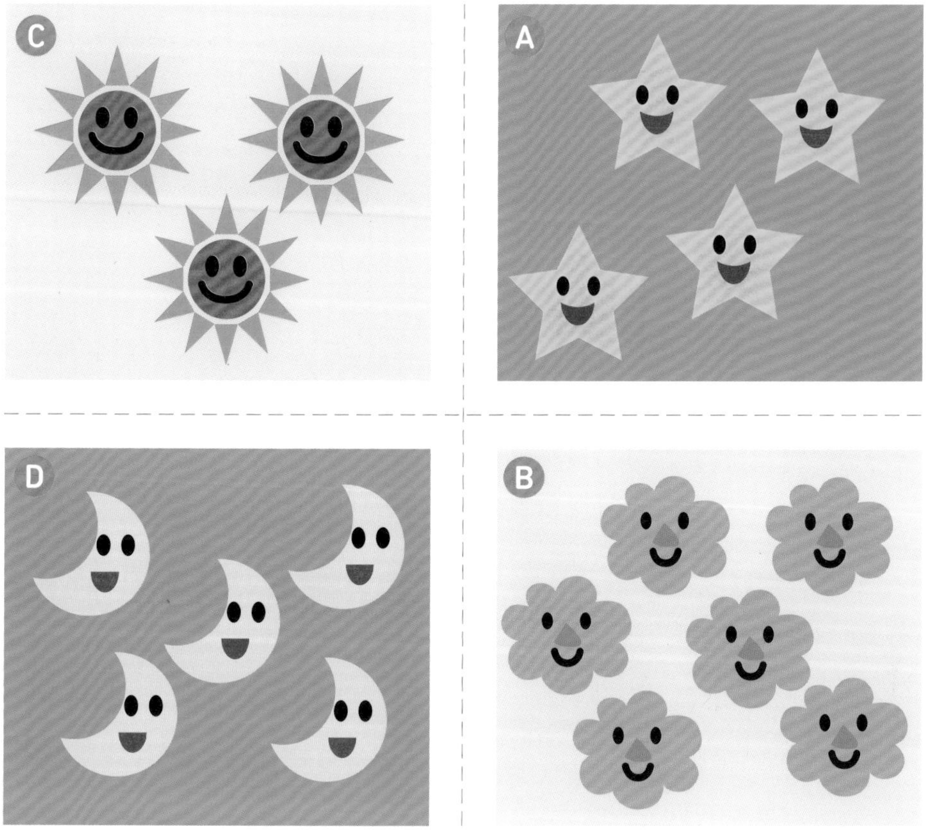

問題 2

以上圖為起始，把A～D的圖片依照時間順序排列。

答案

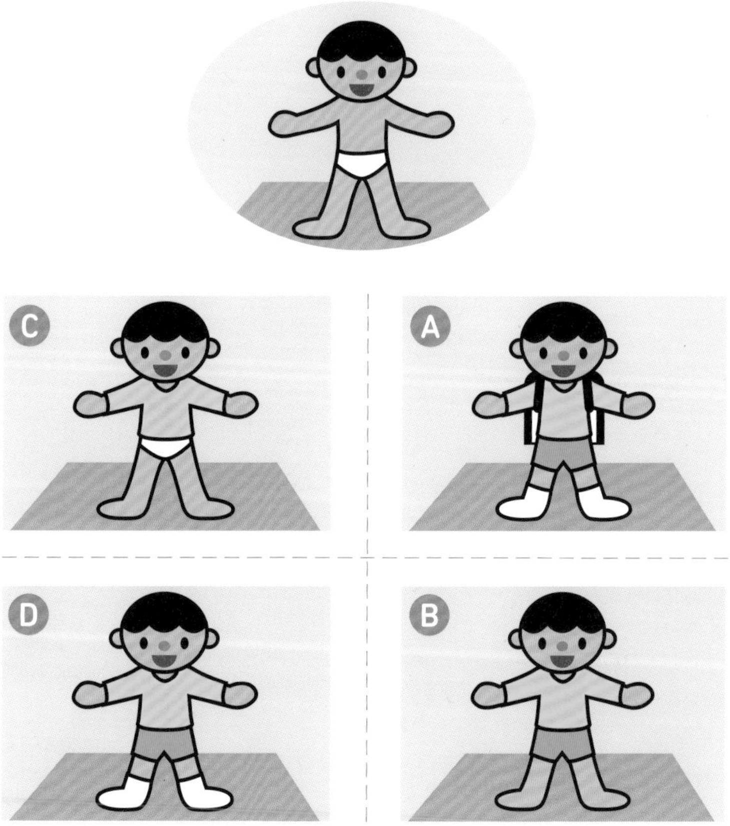

問題 3

哪種花色的手套只有一隻？

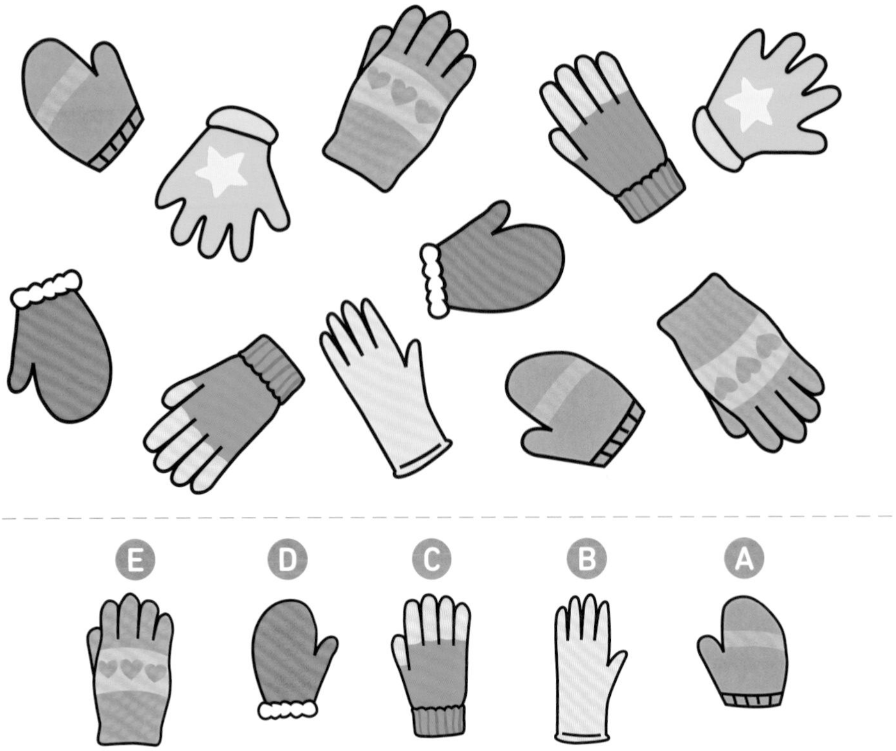

答案

問題 4

哪張圖和其他圖不同？

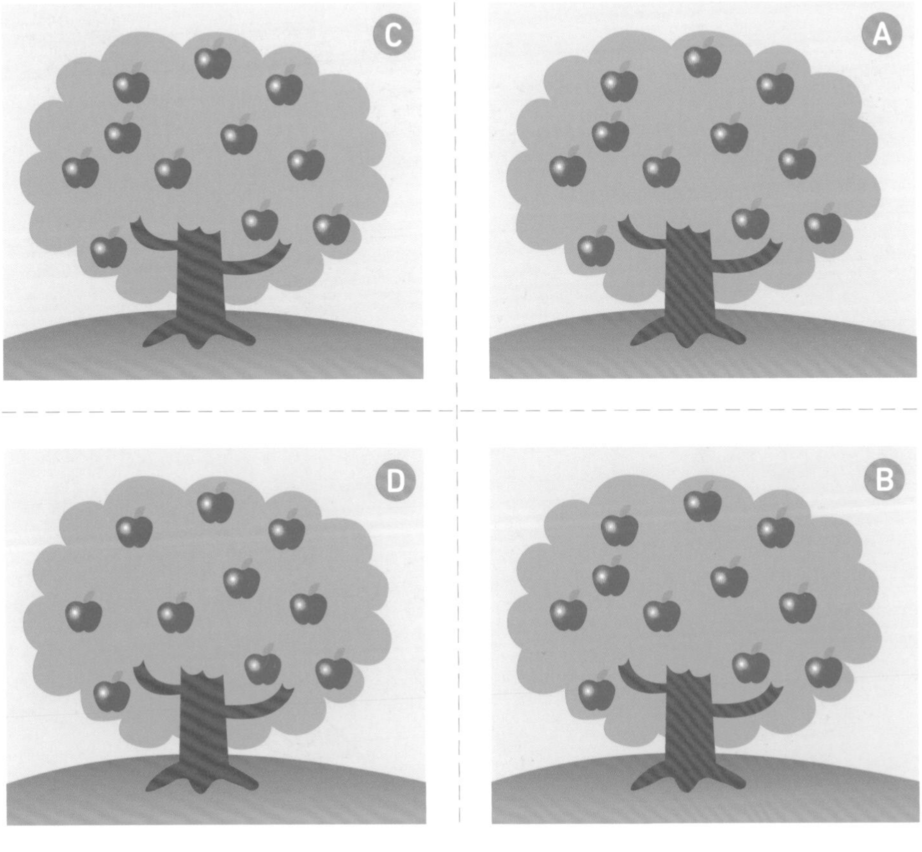

答案

問題 5

找出兩個完全相同的圖案。

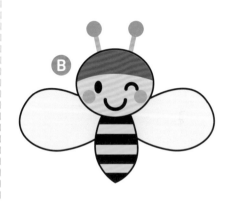

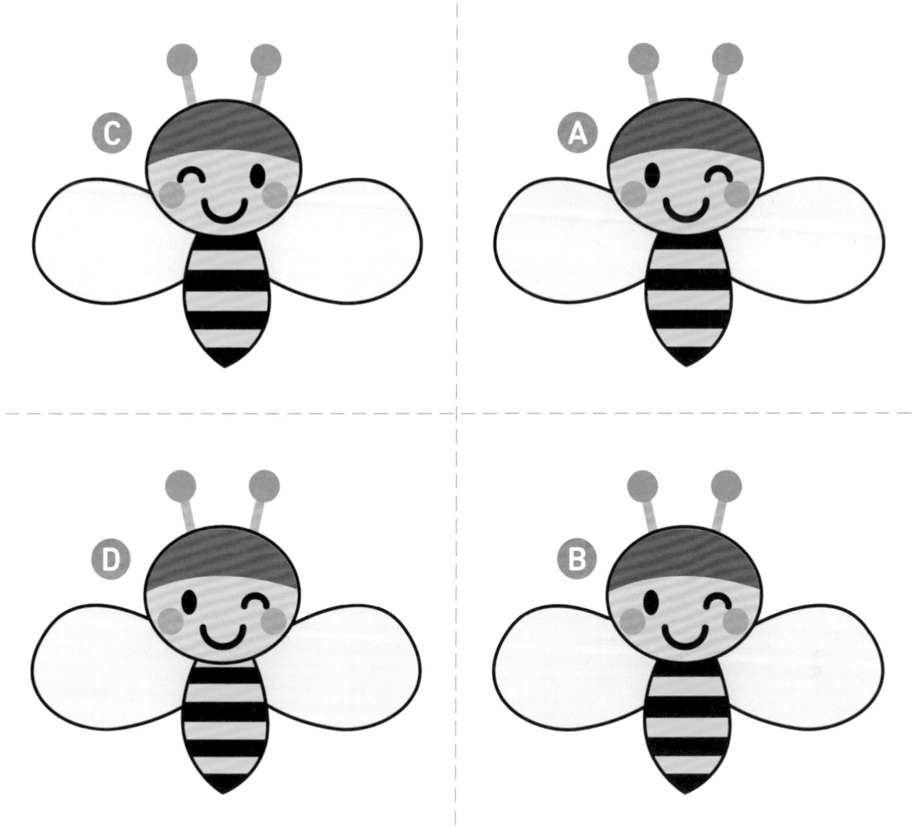

答案

（　　）與（　　）

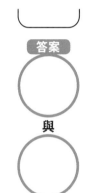

問題 6

找出圖案數量不同的選項。

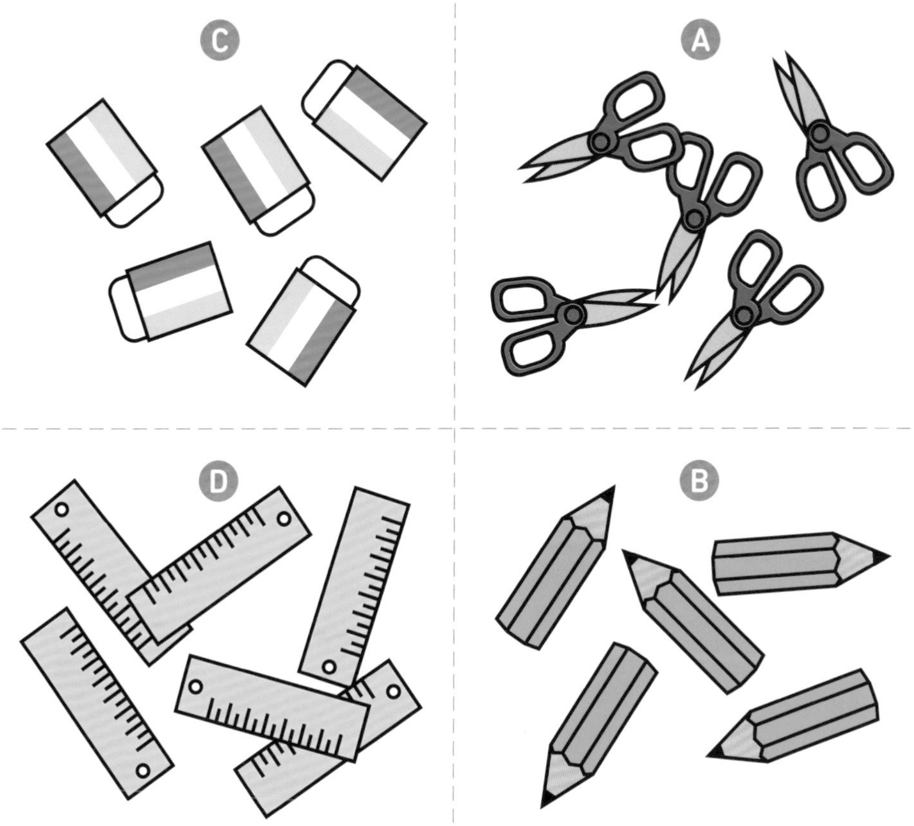

答案

（　　）

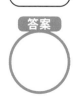

問題 7

哪張圖中的三個杯子和上圖完全相同？

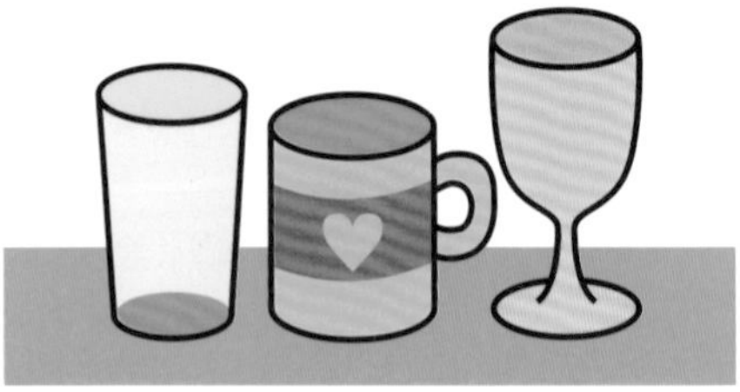

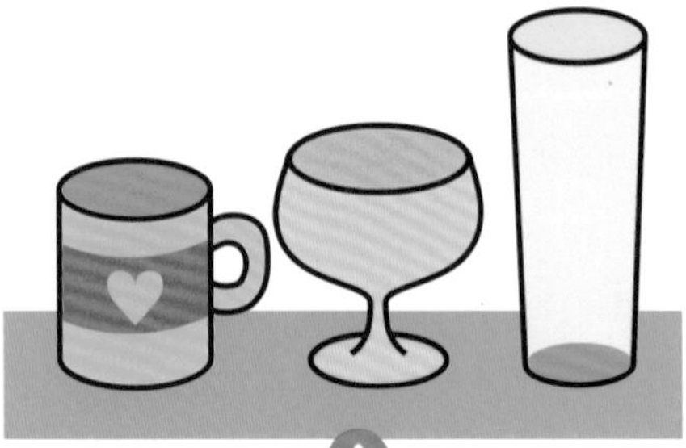

A

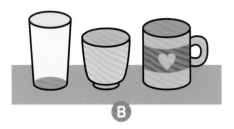

B

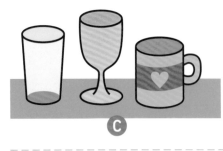

C

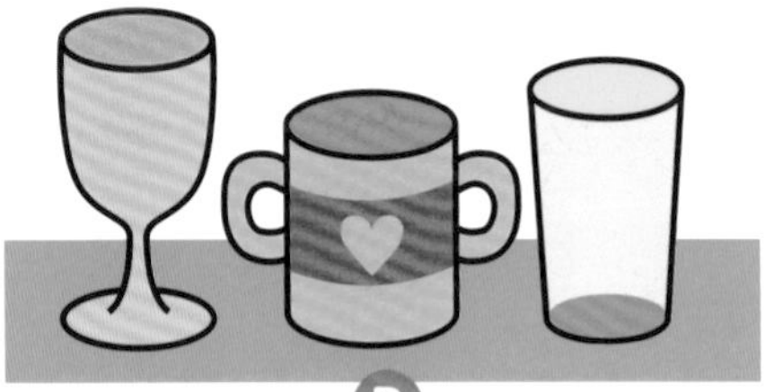

D

答案

問題 8

把上圖的身體連到下圖對應的雙腳上。

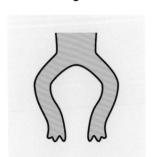

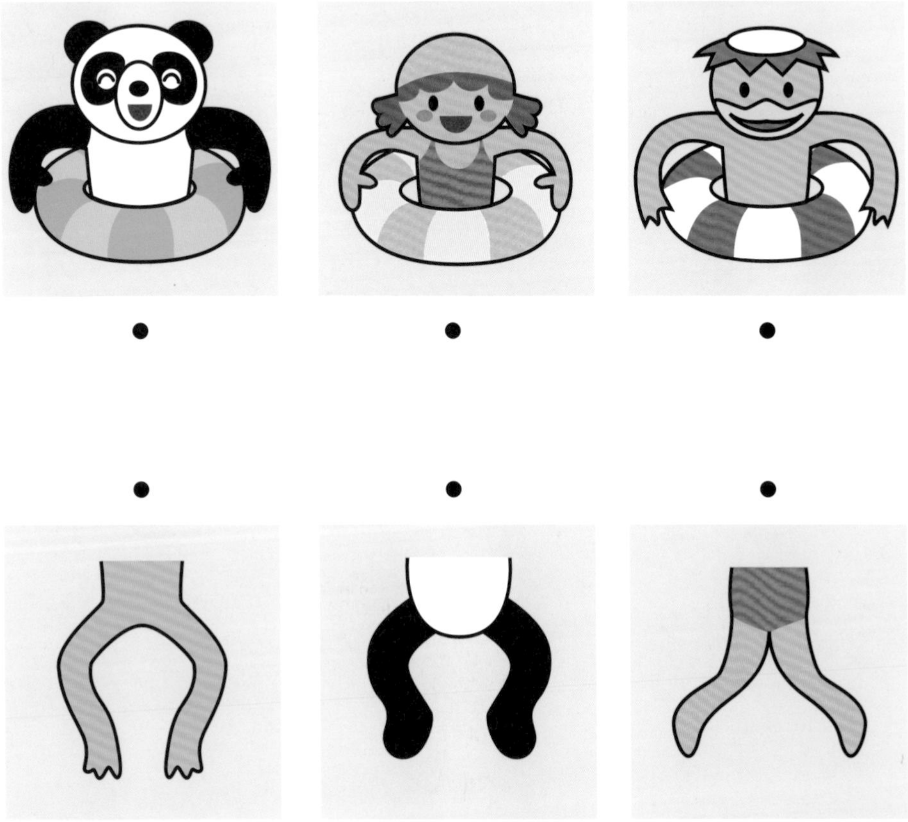

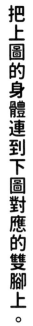

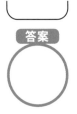

問題 9

哪個圖案的類別和其他圖案不一樣？

答案

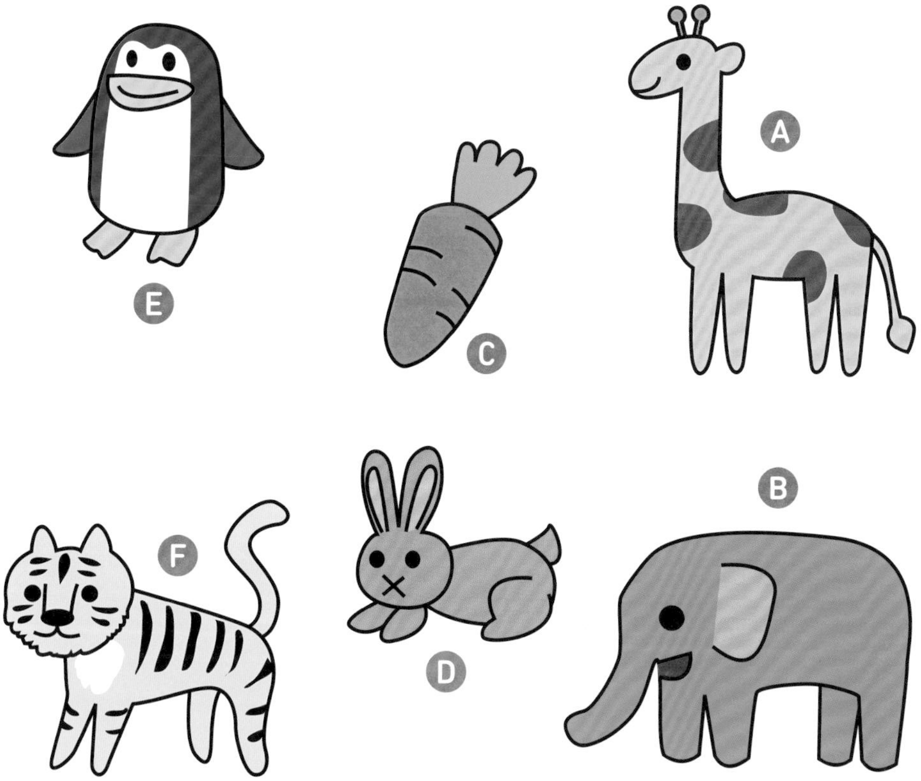

問題 10

哪張圖和上圖完全相同？

答案

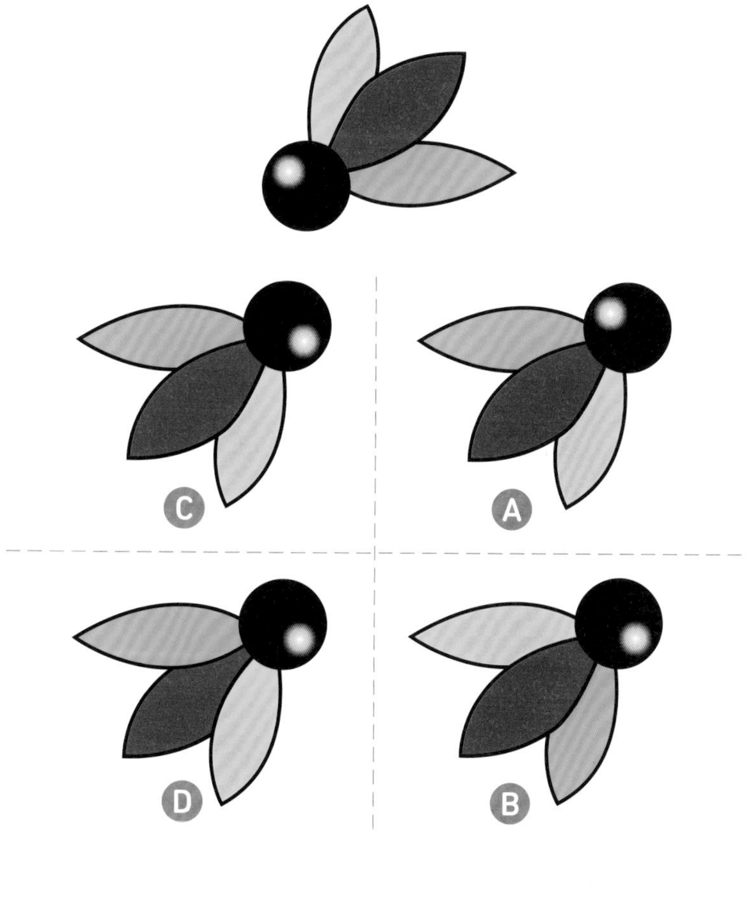

解答 初級題目・等級1

問題1
答案
B

問題2
答案
C → B → D → A

問題3
答案
B

問題4
答案
D

D少了1顆蘋果。

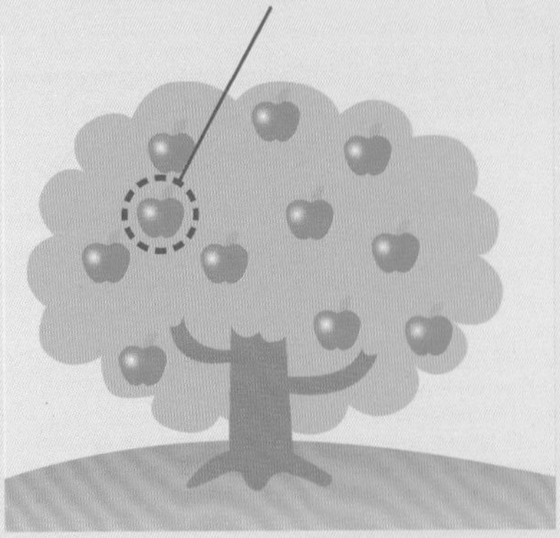

問題5
答案
A 與 B

C這裡不一樣。

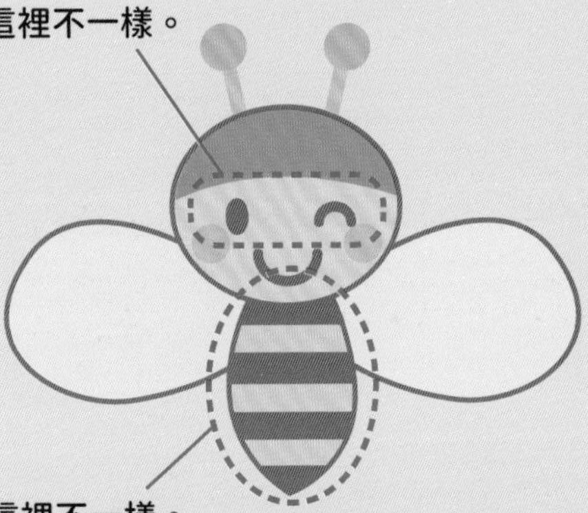

D這裡不一樣。

問題6
答案
D

問題7
答案
C

問題8
答案
如圖所示

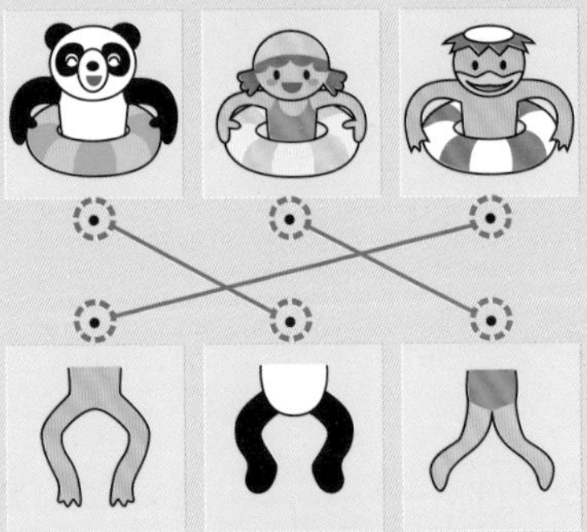

問題9
答案
C

只有C是蔬菜，其他都是動物。

問題10
答案
C

B的羽毛排列方式不同。

D的紅色羽毛壓在下面。

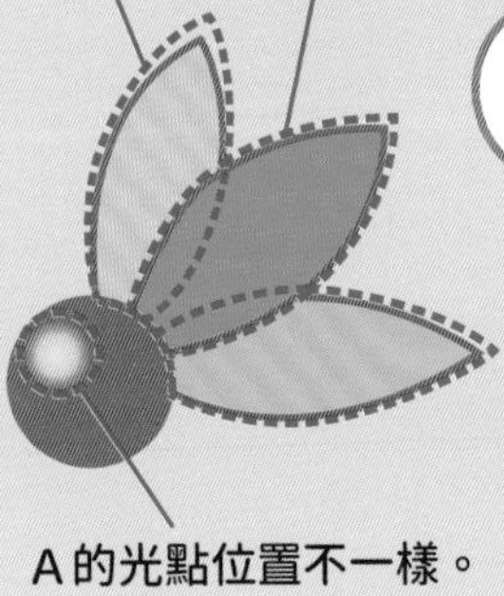

A的光點位置不一樣。

問題 1

以上圖為起始，把A～D的圖片依照時間順序排列。

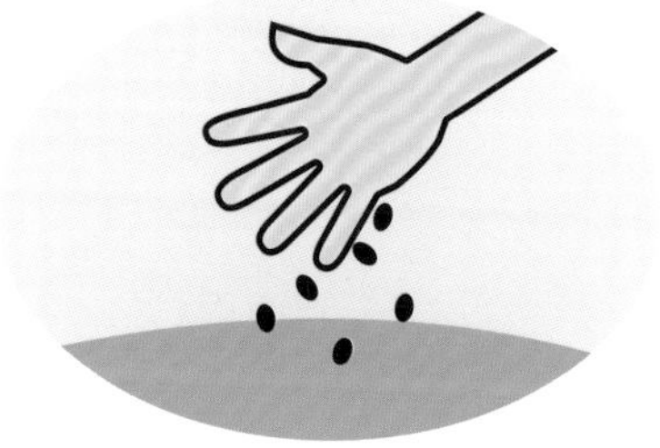

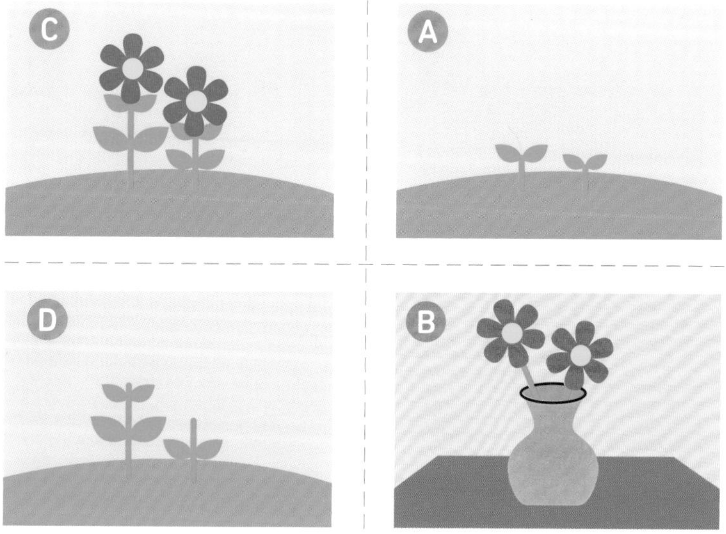
C
A
D
B

答案

問題 2

找出兩個完全相同的圖案。

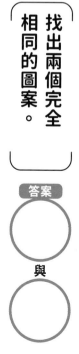

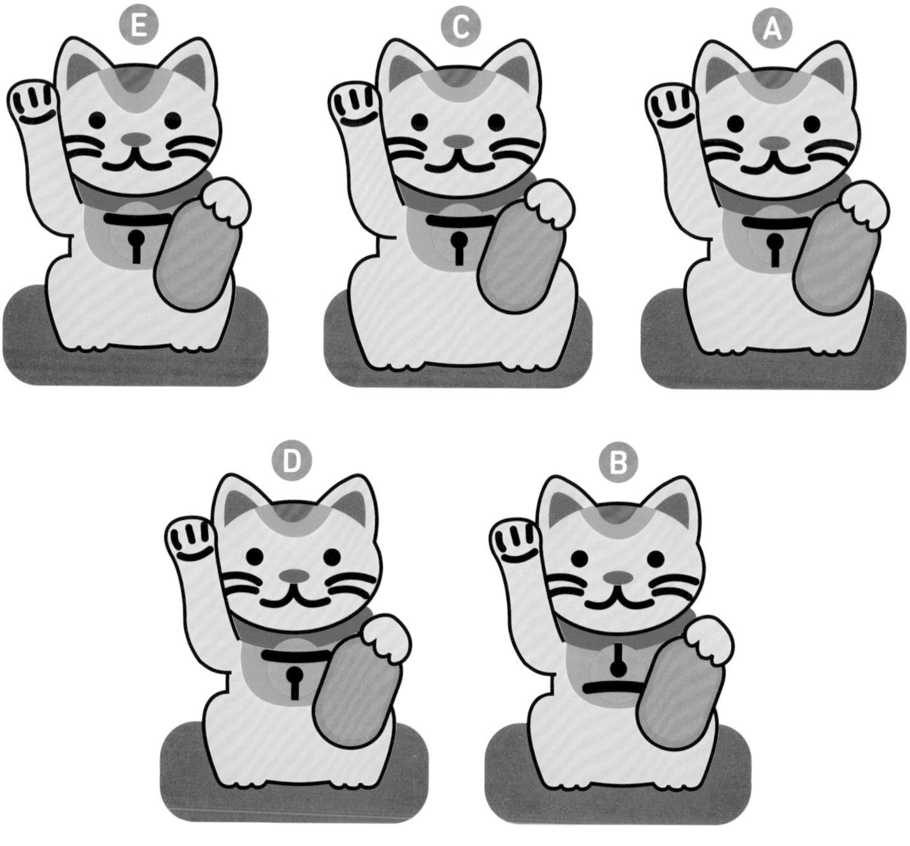
E
C
A
D
B

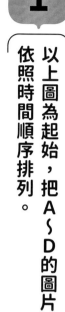

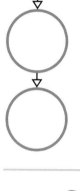

答案

與

問題 3

找出和積木數量相同的花。

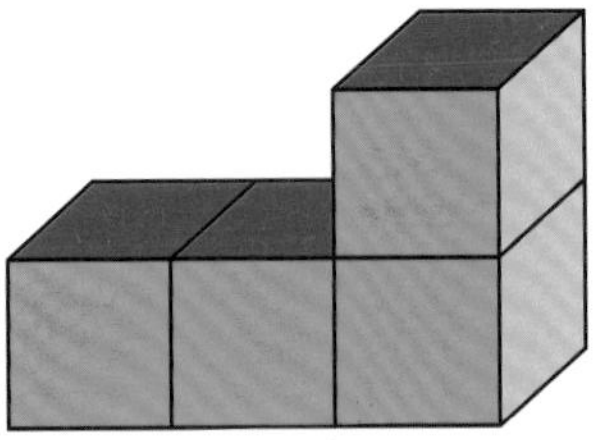

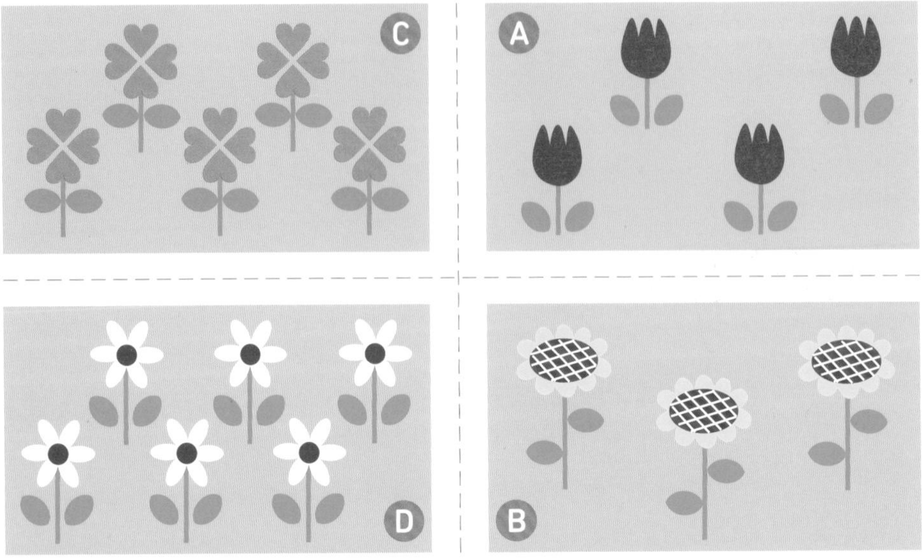

答案

問題 4

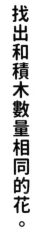

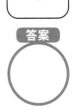

找出兩組完全相同的玩具。

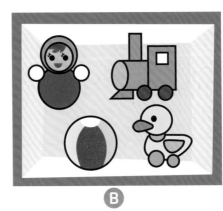

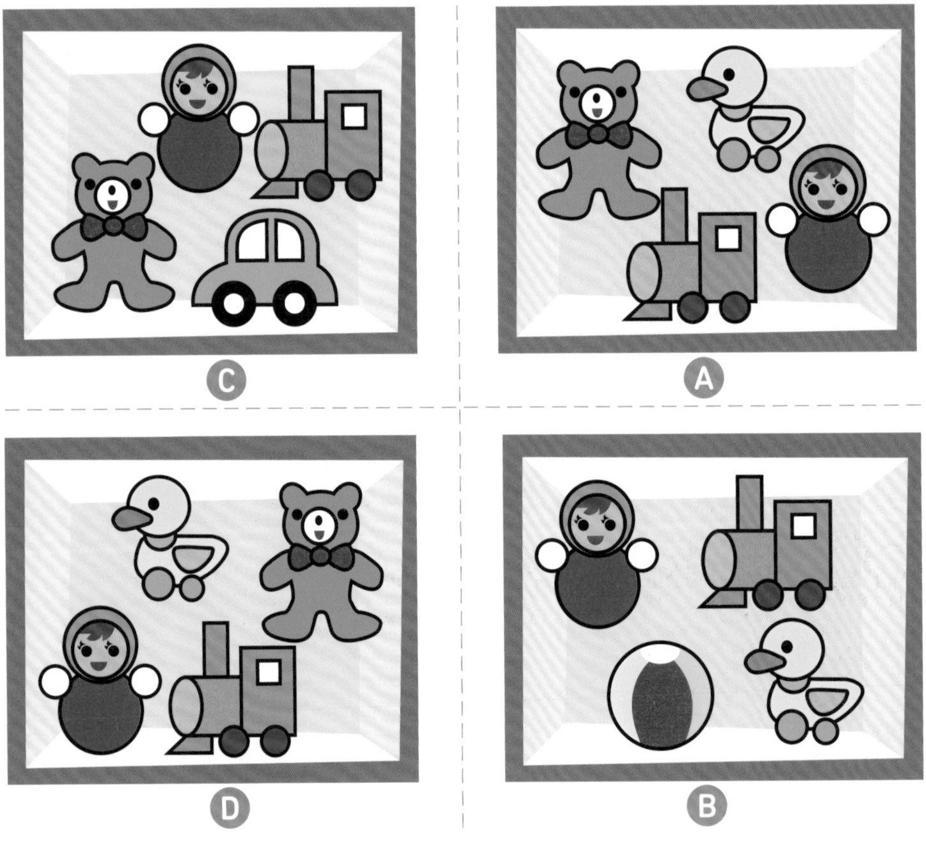

答案

與

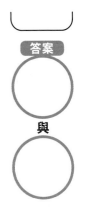

問題 5

哪種魚只有一隻？

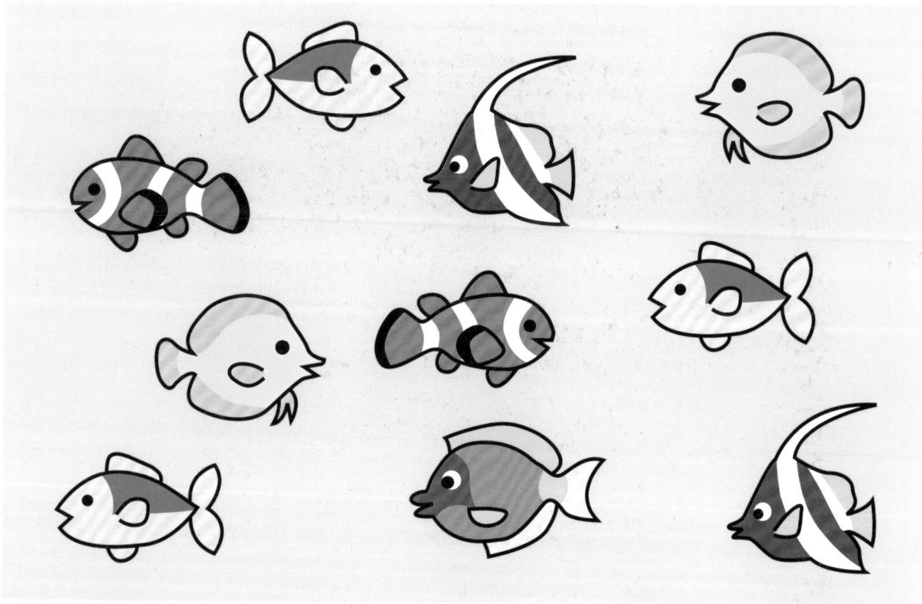

E　D　C　B　A

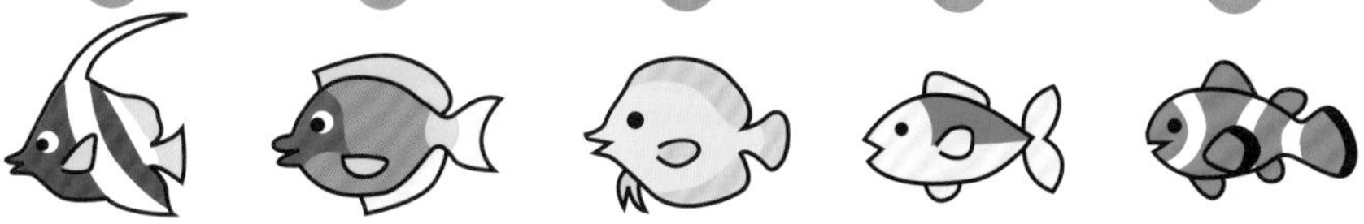

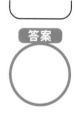

答案

問題 6

把數量相同的帽子圖案連起來。

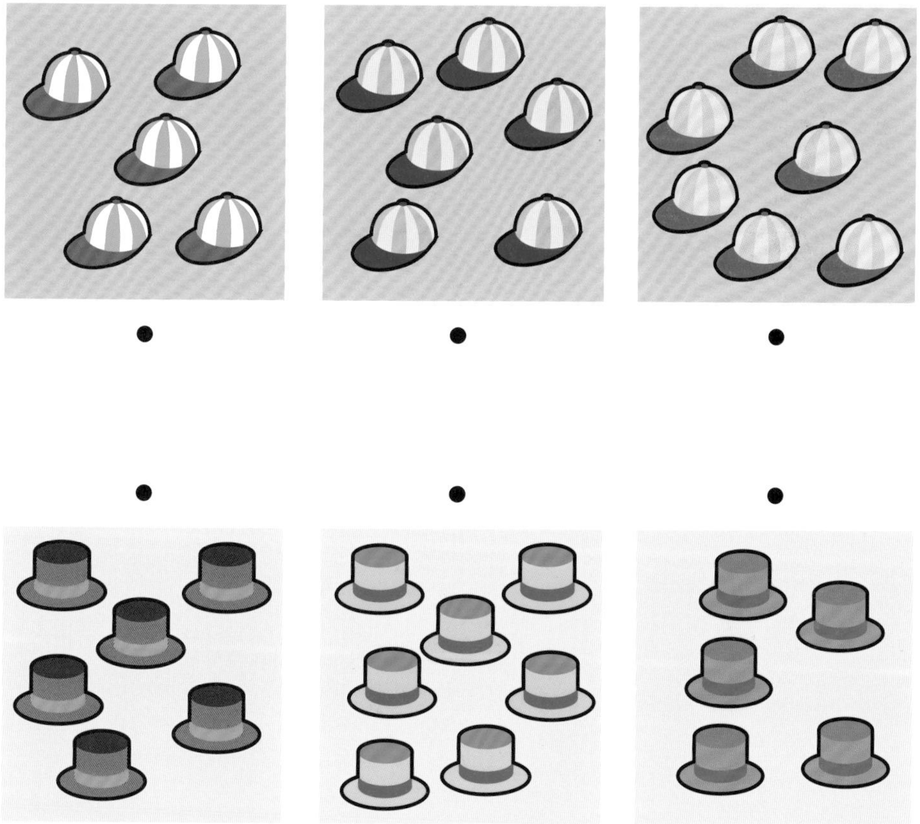

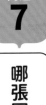

問題7

哪張圖和上圖完全相同？

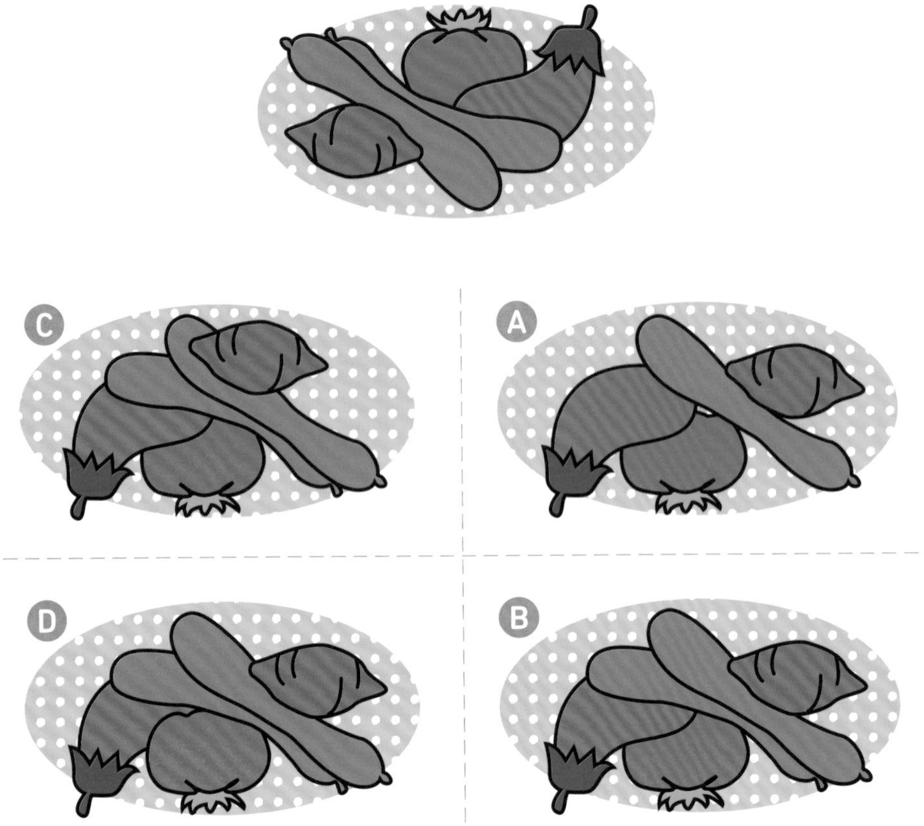

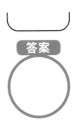

答案

問題8

以上圖為起始，把A～D的圖片依照時間順序排列。

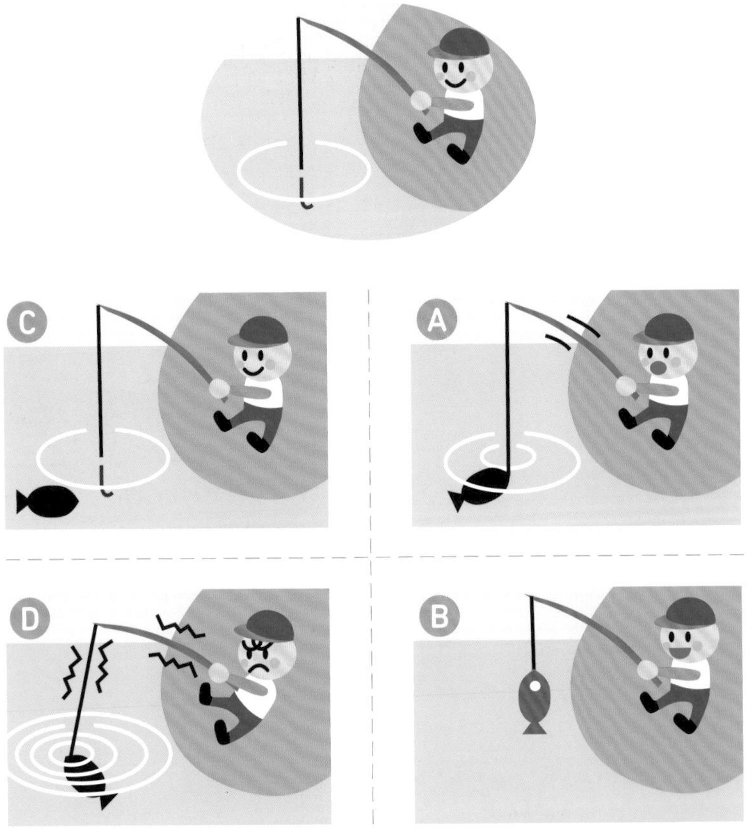

答案

問題 9

哪種交通工具只有一個？

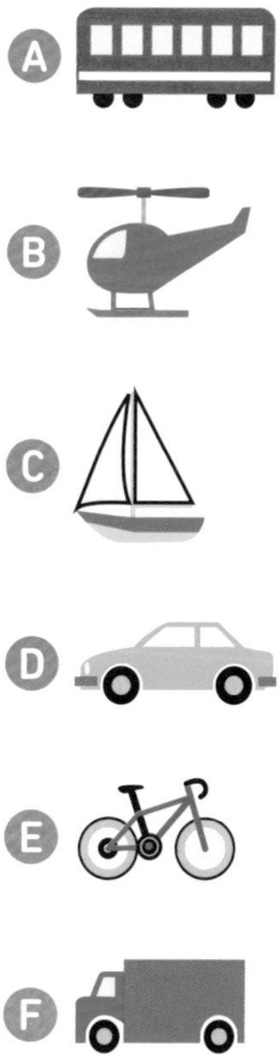

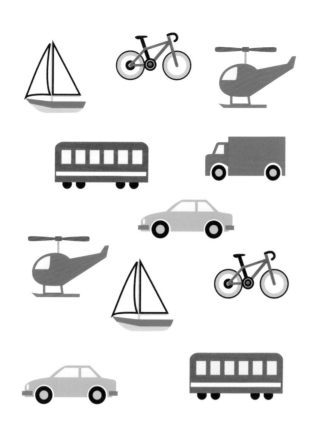

答案

問題 10

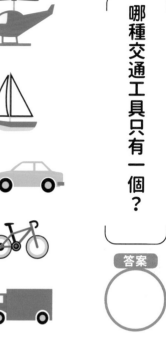

從正上方看這組積木，會是什麼樣子？

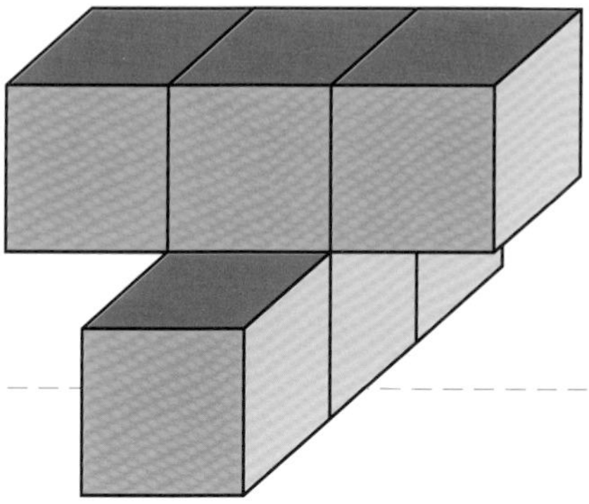

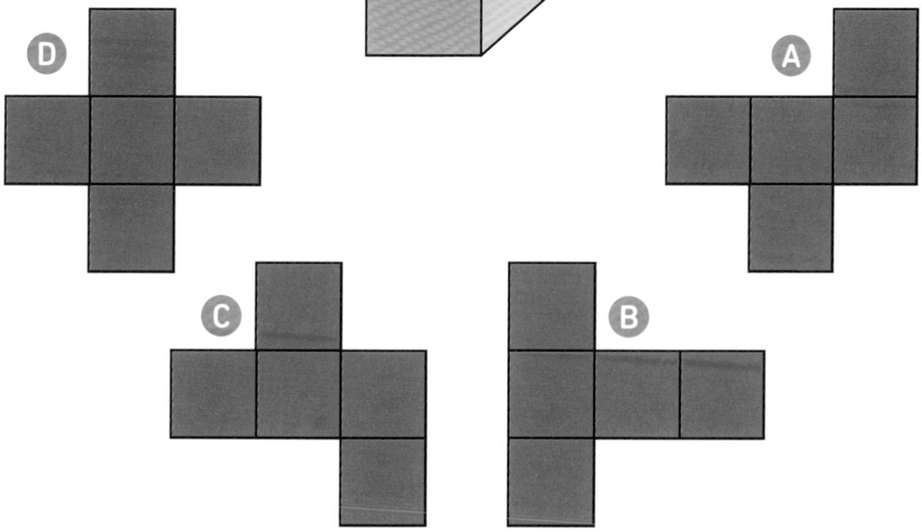

答案

解答 初級題目・等級2

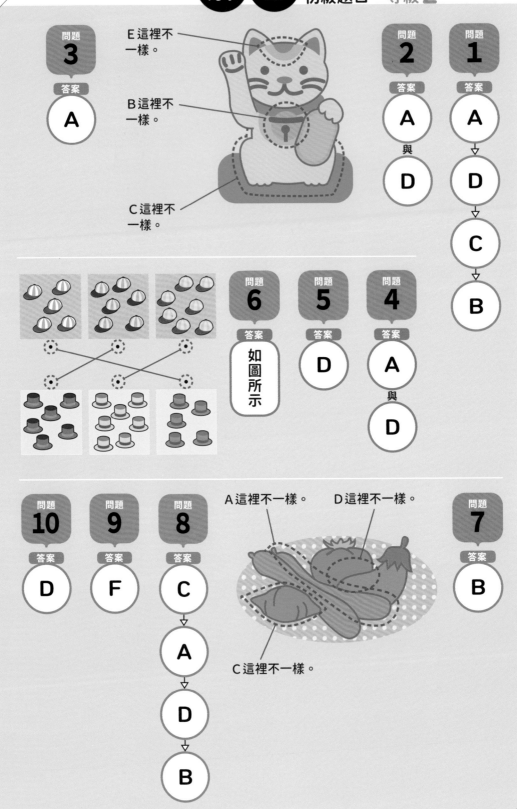

問題 1
答案
A → D → C → B

問題 2
答案
A 與 D

問題 3
答案
A

E這裡不一樣。
B這裡不一樣。
C這裡不一樣。

問題 4
答案
A 與 D

問題 5
答案
D

問題 6
答案
如圖所示

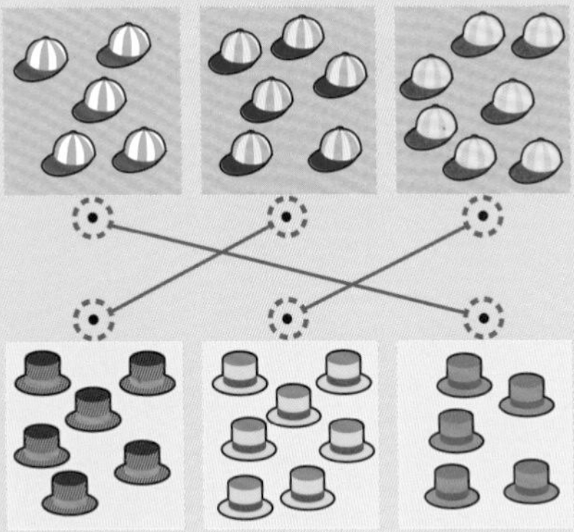

問題 7
答案
B

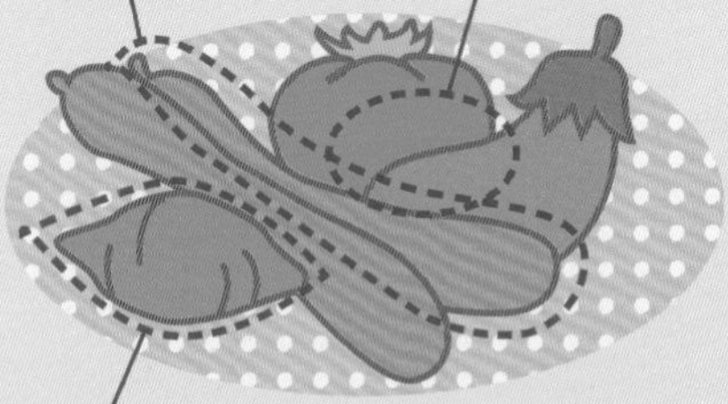

A這裡不一樣。
D這裡不一樣。
C這裡不一樣。

問題 8
答案
C → A → D → B

問題 9
答案
F

問題 10
答案
D

問題 1

哪種款式的鞋子只有一隻？

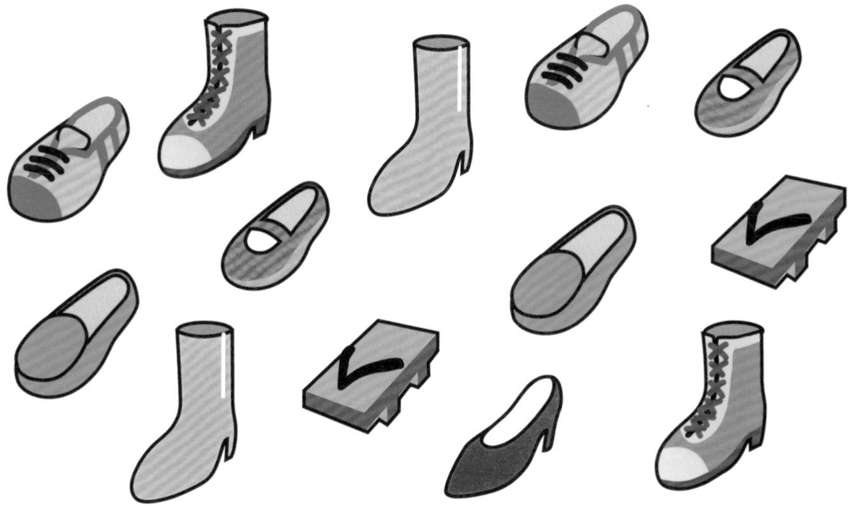

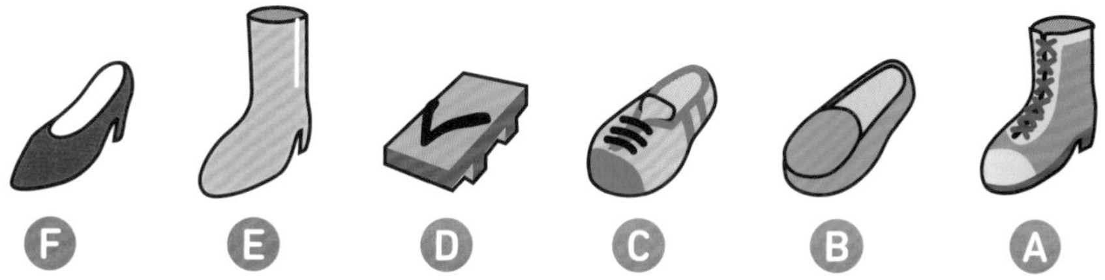

答案

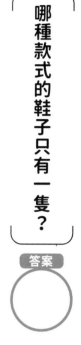

問題 2

以上圖為起始，把A～D的圖片依照時間順序排列。

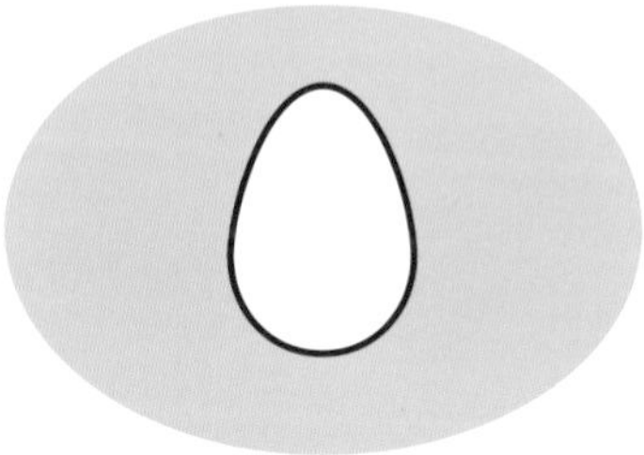

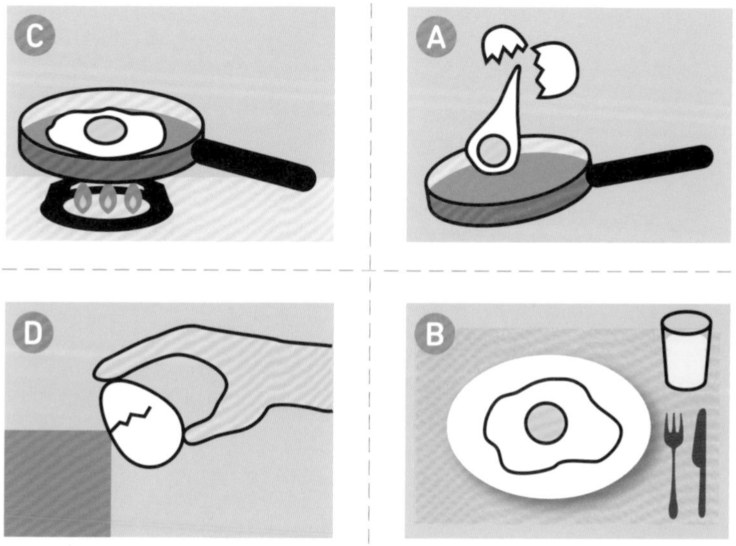

答案

問題 3

要讓左邊蛋糕上頭的草莓數量和右邊蛋糕相同，需要再放上幾顆草莓？

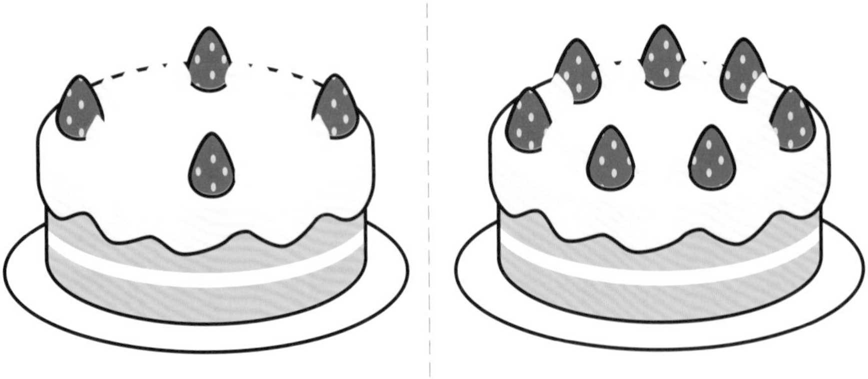

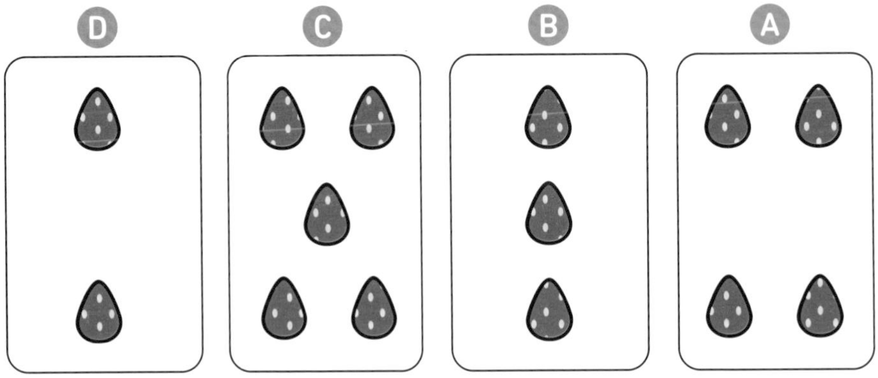

答案

問題 4

找出正確的拼圖。

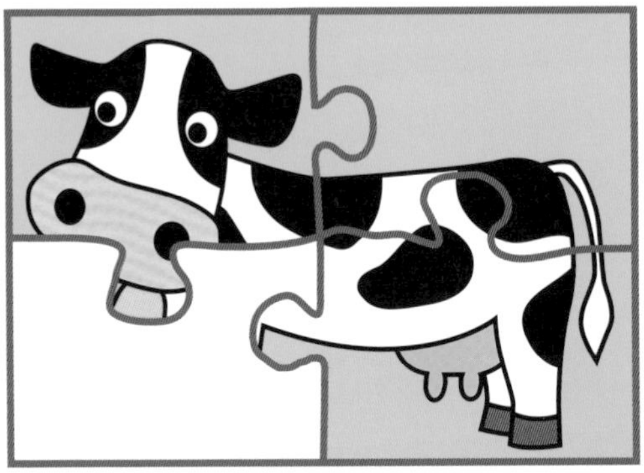

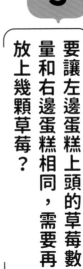

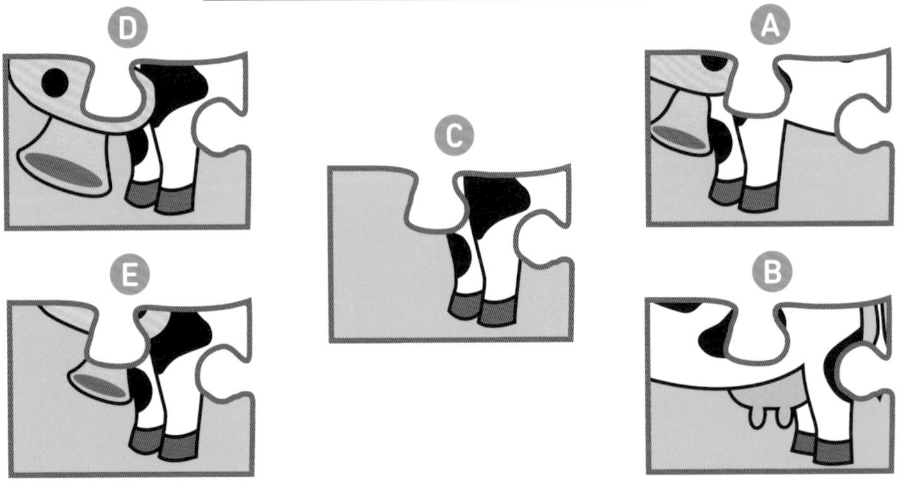

答案

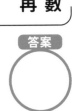

問題 5

哪張圖和右圖完全相同？

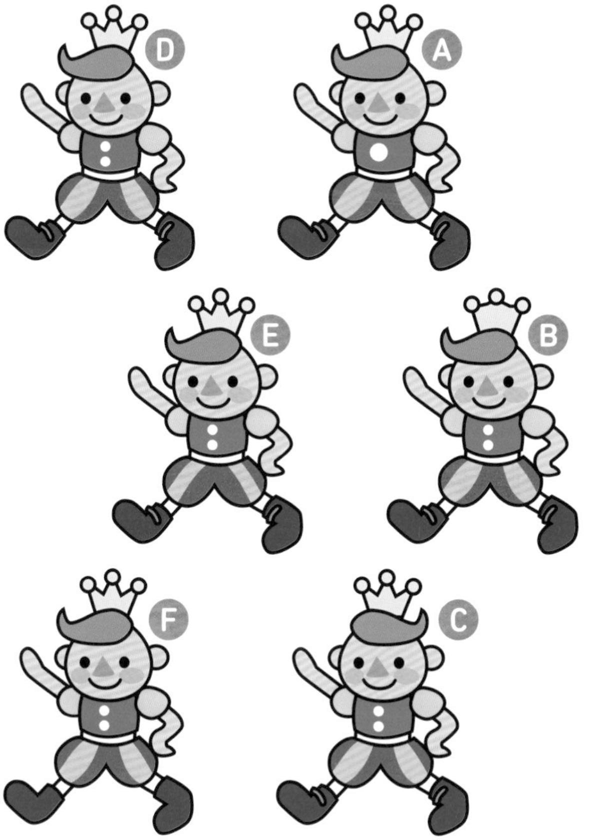

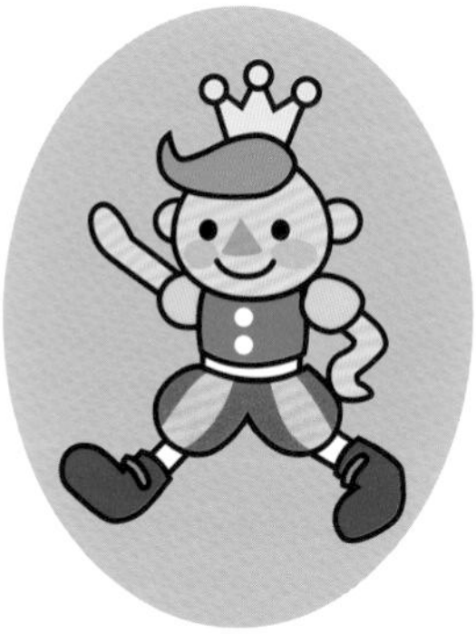

答案

問題 6

把動物寶寶和媽媽連在一起。

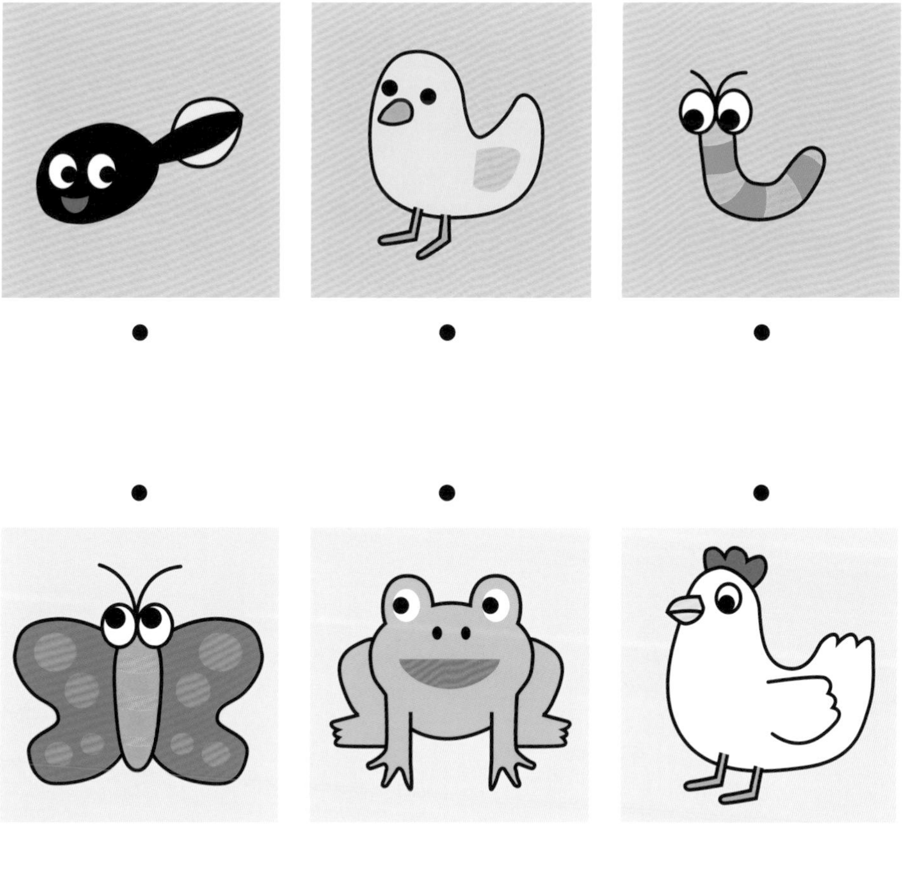

初級題目

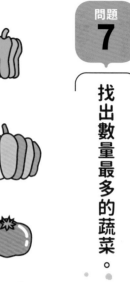

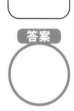

等級1 等級2 **等級3** 等級4 等級5

問題 7

找出數量最多的蔬菜。

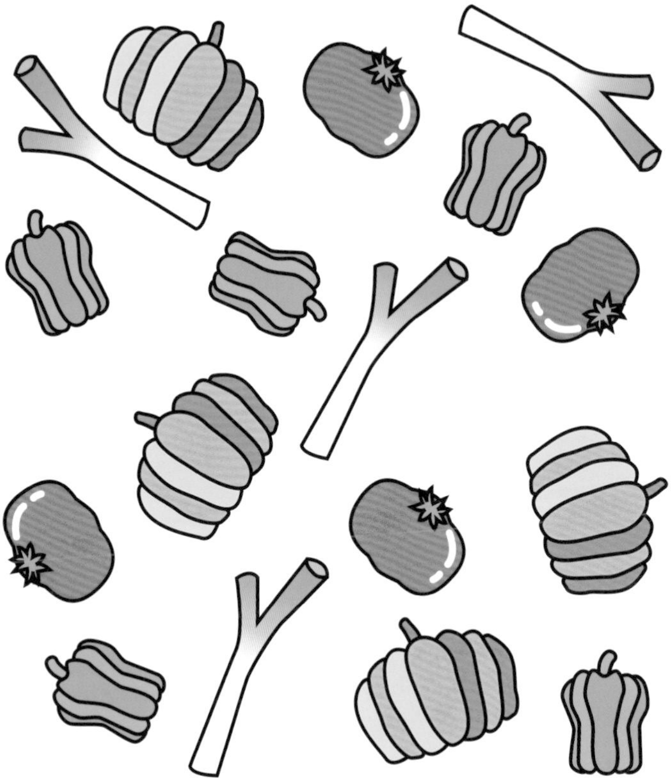

A
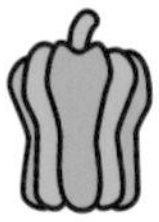

B
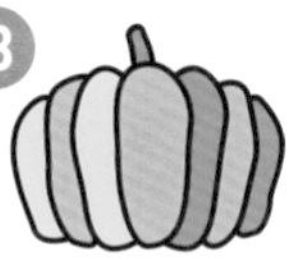

C
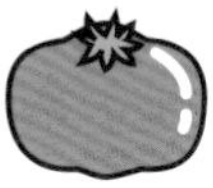

D
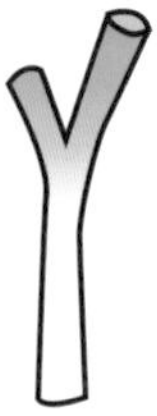

答案

問題 8

哪張圖和其他圖不同？

A
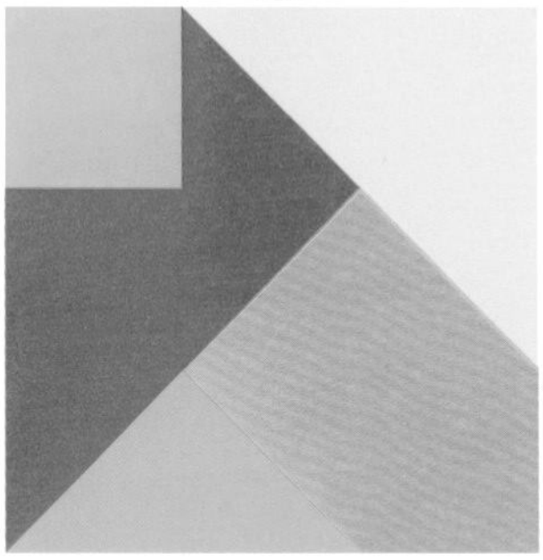

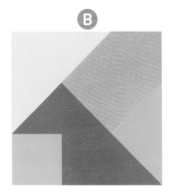

B

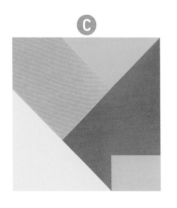

C

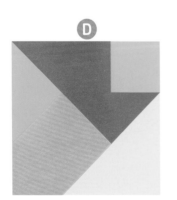

D

答案

問題 9

像箭頭那樣從斜上方看，會是哪個形狀？

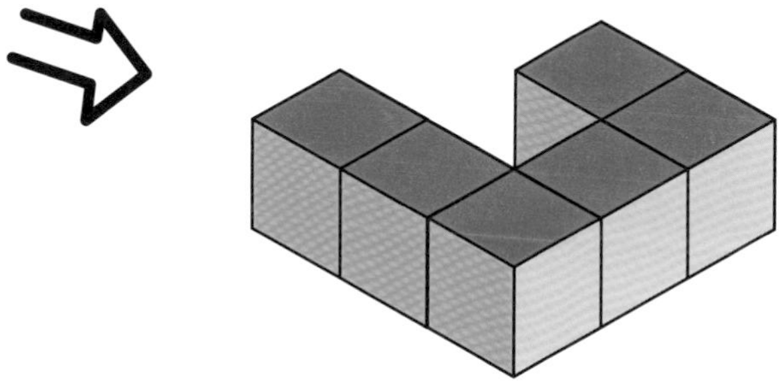

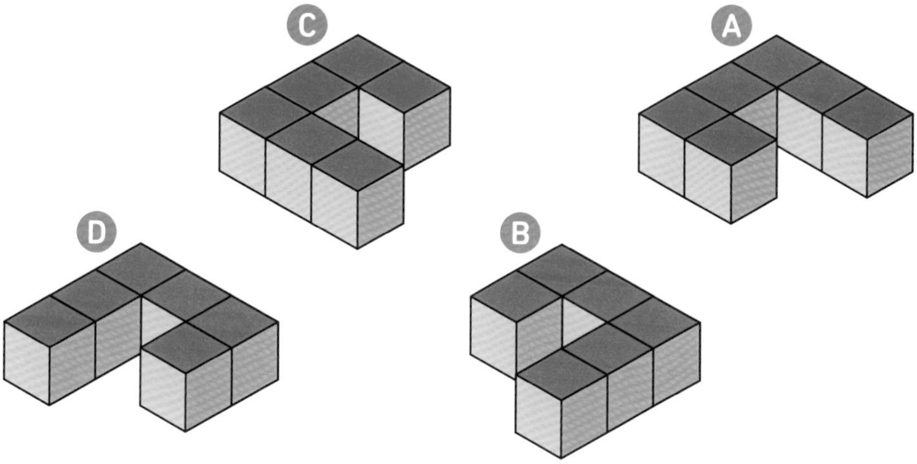

答案

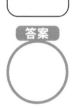

問題 10

4根火柴排成一張沒靠背的椅子。請移動1根火柴，讓它變成有靠背的椅子。

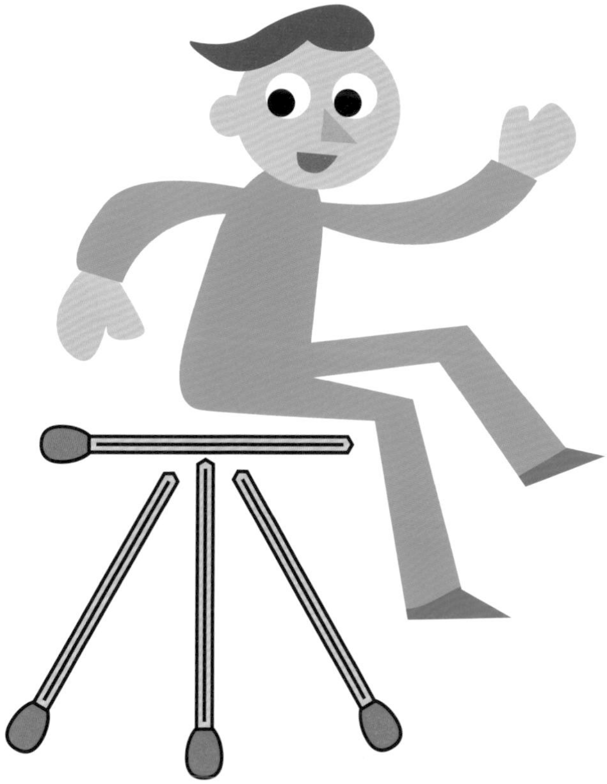

問題1
答案 F

問題2
答案 D → A → C → B

問題3
答案 B

問題4
答案 E

拼完如下圖。

問題5
答案 D

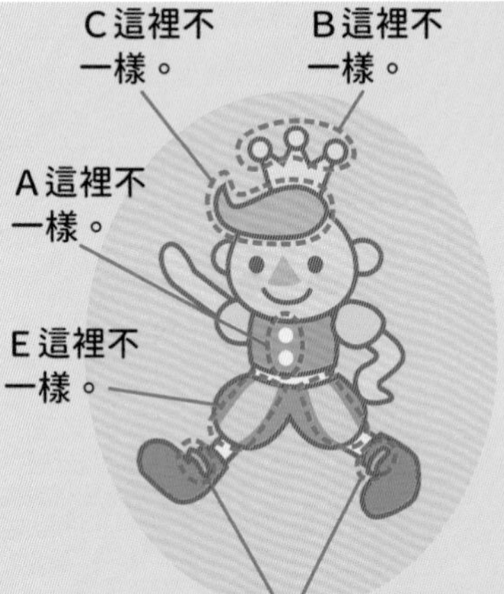
C這裡不一樣。
B這裡不一樣。
A這裡不一樣。
E這裡不一樣。
F這裡不一樣。

問題6
答案 如圖所示

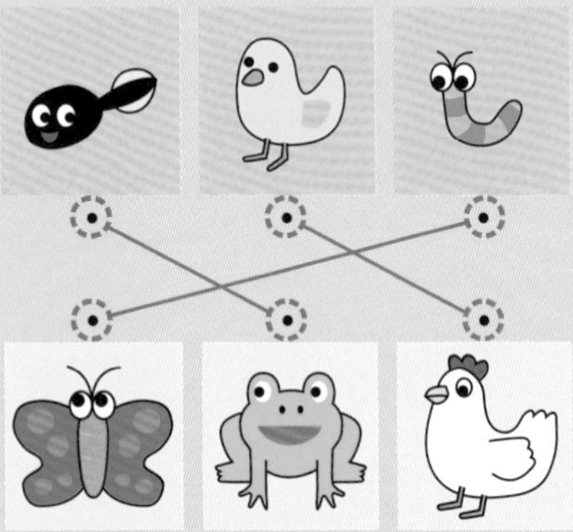

問題7
答案 A

問題8
答案 C

只有C這裡不一樣。

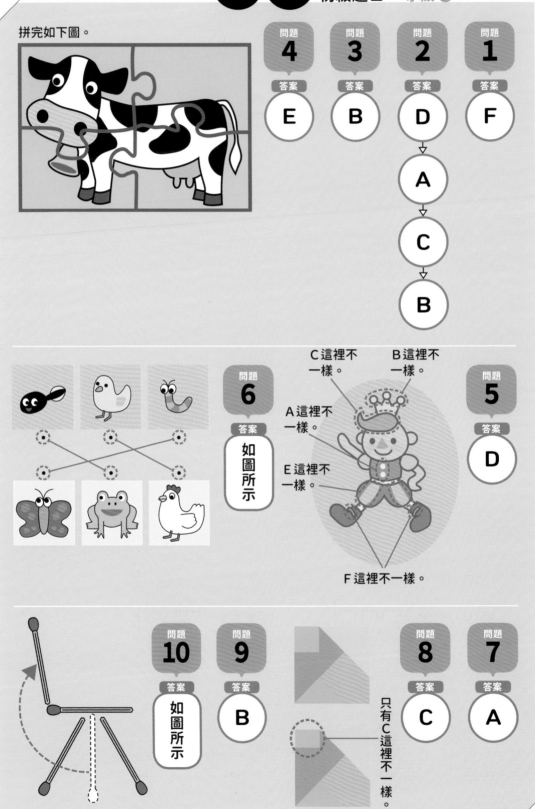

問題9
答案 B

問題10
答案 如圖所示

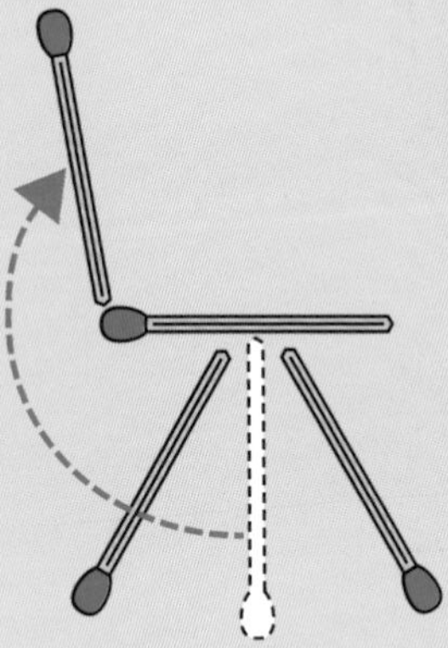

問題1

找出數量最多的動物。

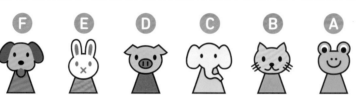

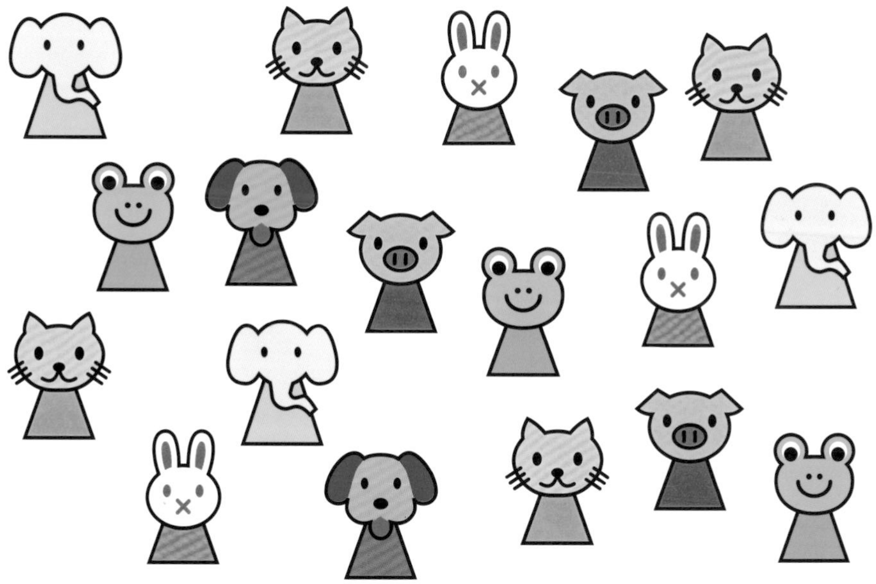

答案

問題2

哪張圖和上圖完全相同？

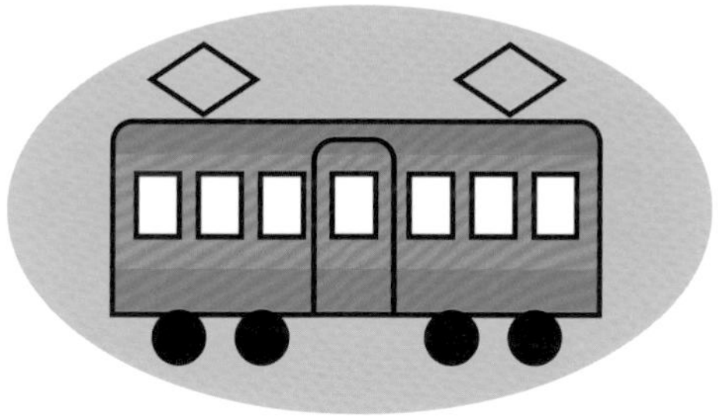

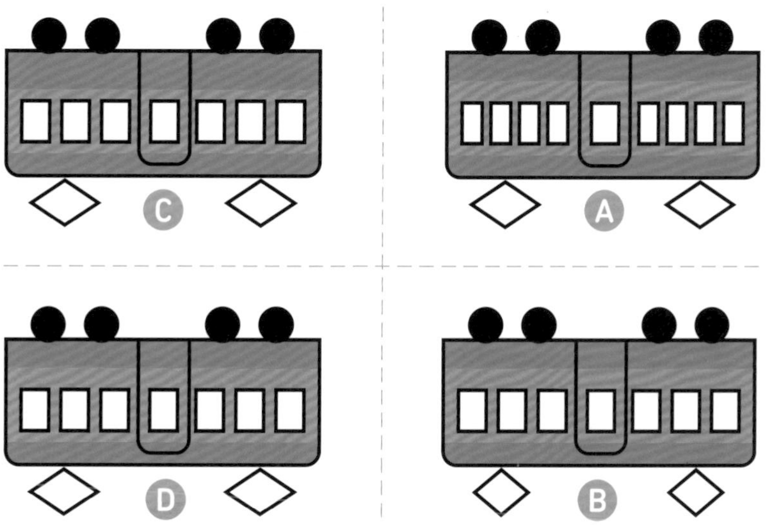

答案

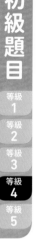

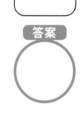

問題 3

哪種水果只有一個？

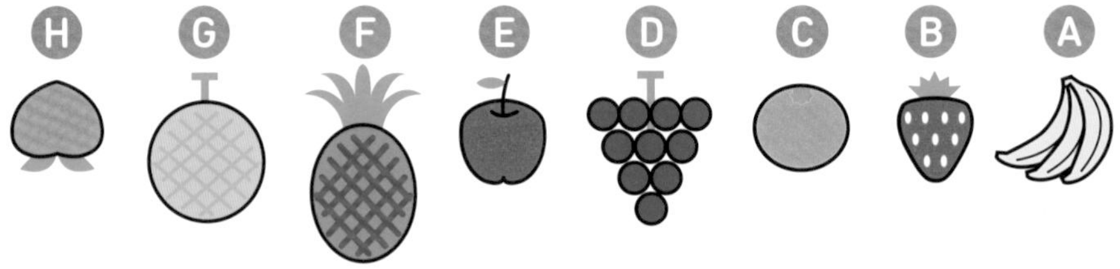

答案

問題 4

把上圖的圖案連到下圖對應的形狀上。

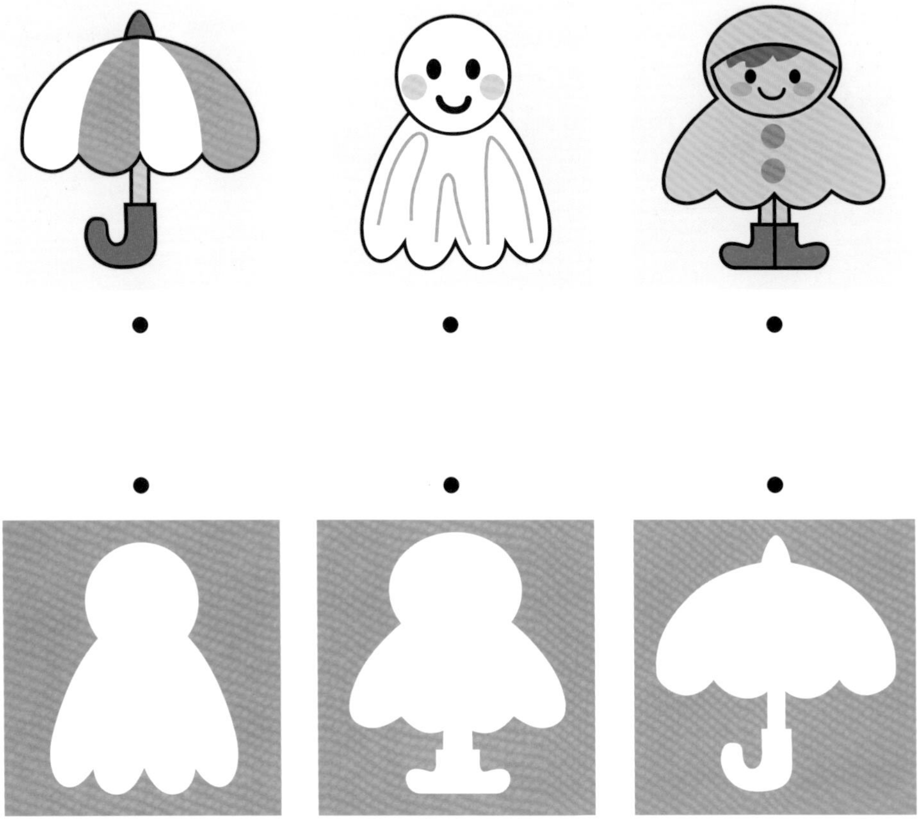

問題5

像箭頭那樣從斜上方看，會是哪個形狀？

答案

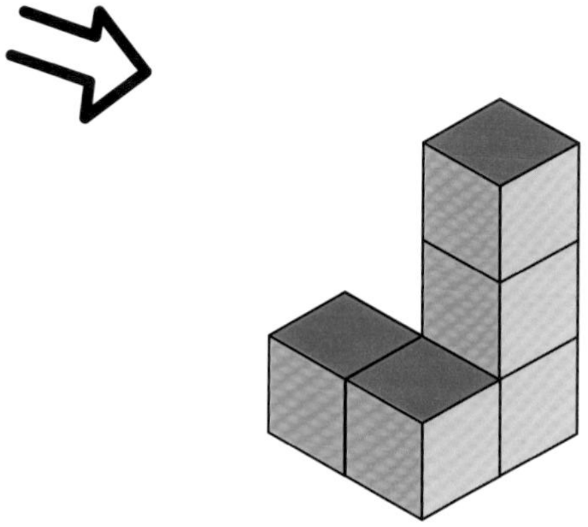

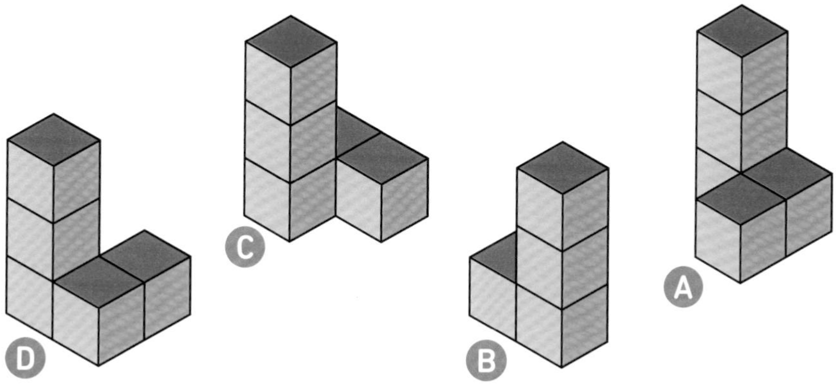

問題6

哪張圖和其他圖不同？

答案

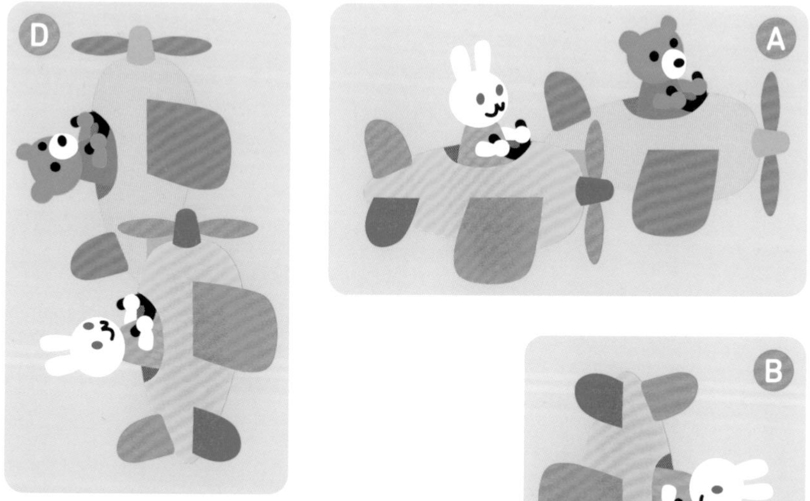

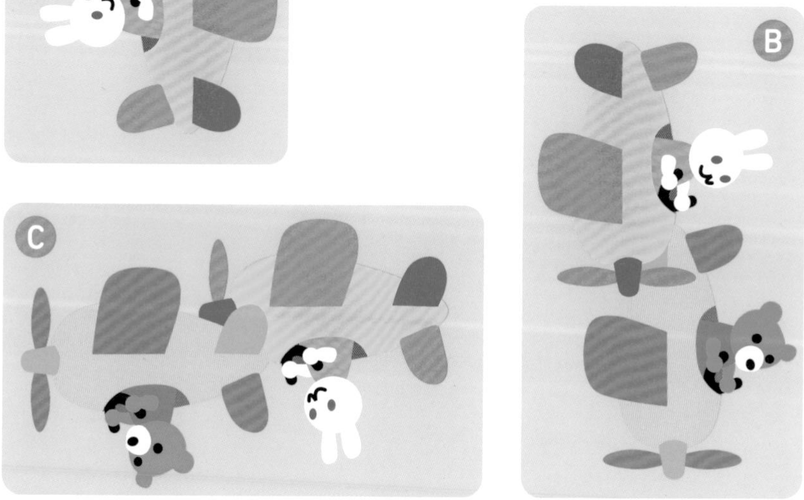

問題 7

找出數量最多的壽司。

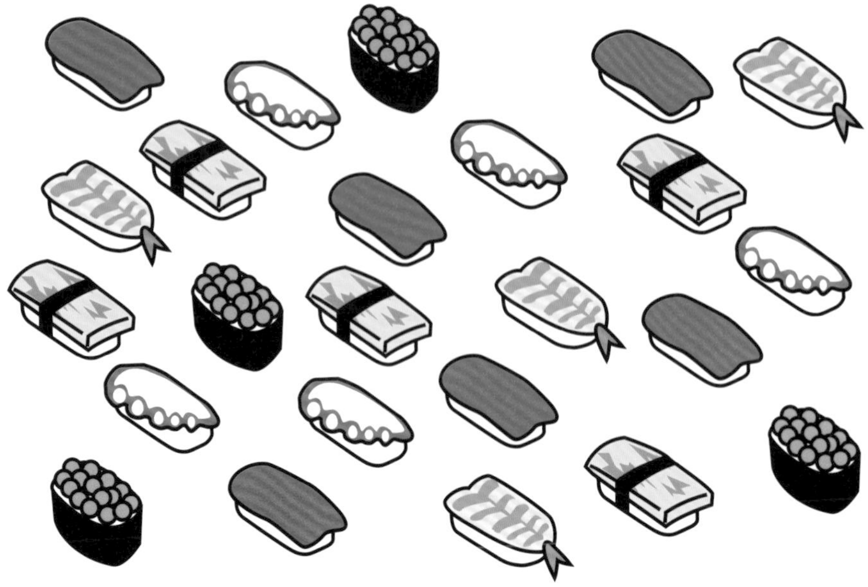

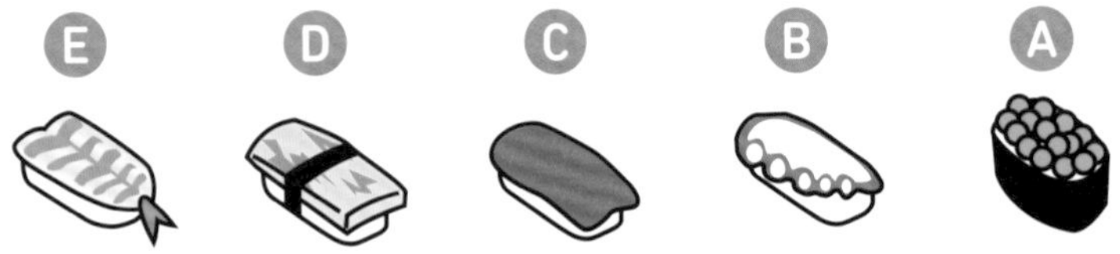

答案

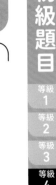

問題 8

2根火柴如圖排列。若想讓形狀變成正方形，但手上沒有火柴，只有一面鏡子，鏡子應該放在哪裡？

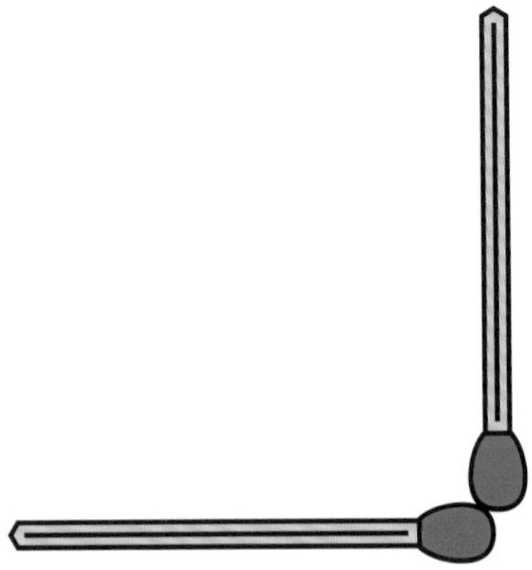

初級題目

等級 1
等級 2
等級 3
等級 4
等級 5

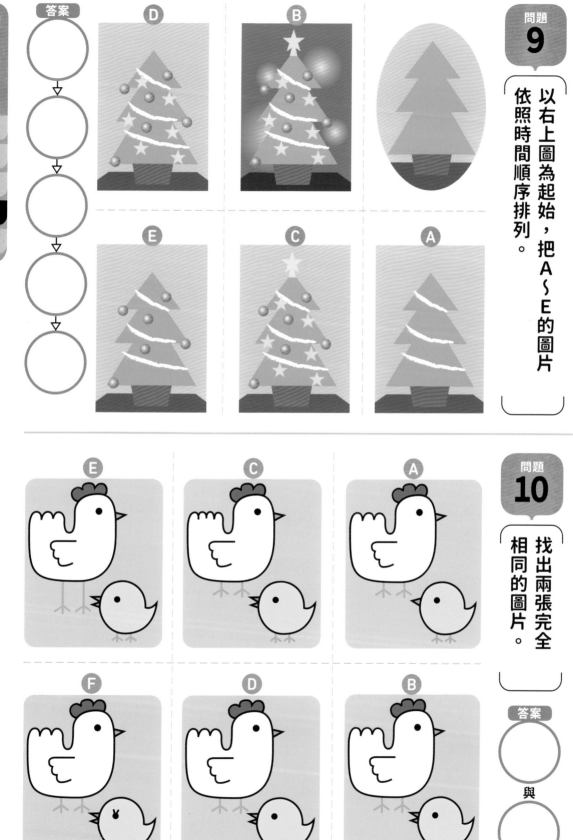

問題 9

以右上圖為起始，把A～E的圖片依照時間順序排列。

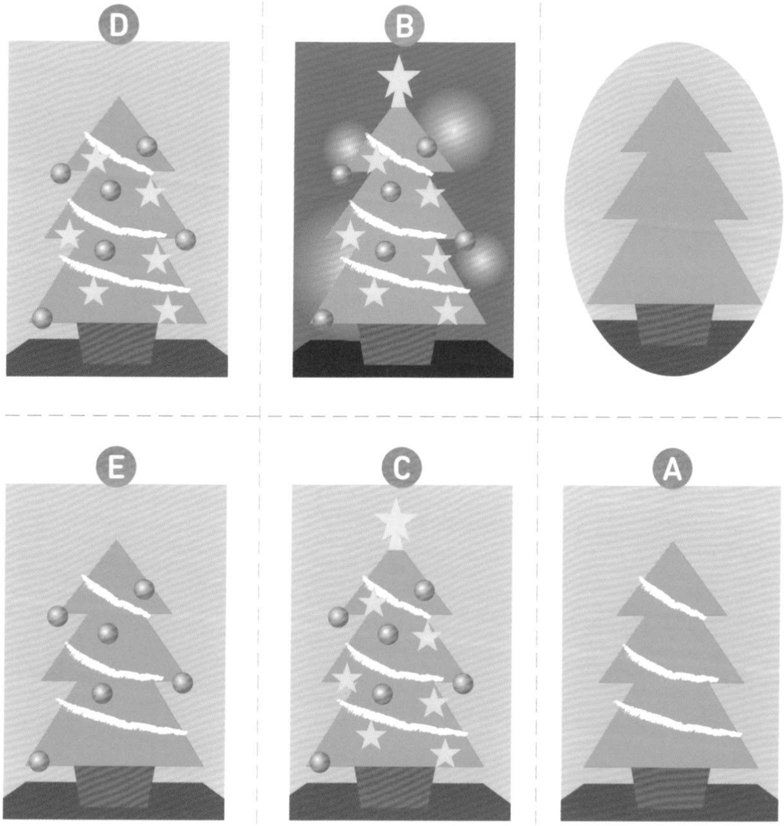

答案

問題 10

找出兩張完全相同的圖片。

答案

與

解答 初級題目・等級4

問題1 答案 B

問題2 答案 D

問題3 答案 C

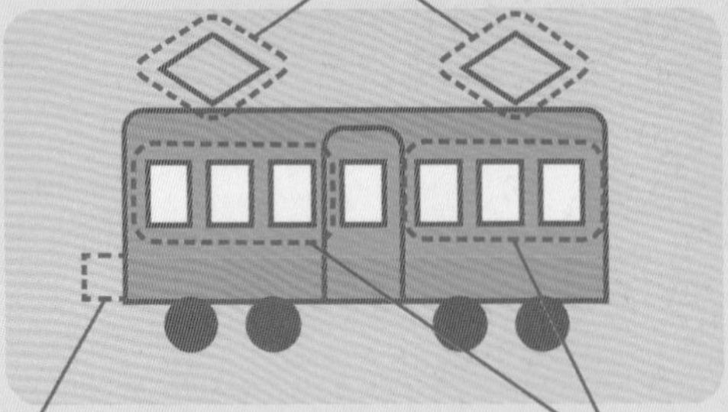
B這裡不一樣。
C這裡不一樣。
A這裡不一樣。

問題4 答案 如圖所示

問題5 答案 A

問題6 答案 C

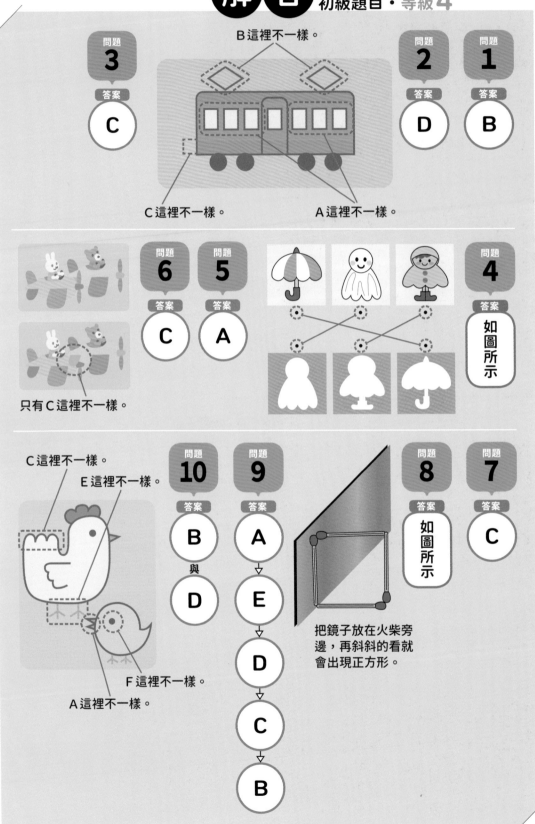

只有C這裡不一樣。

問題7 答案 C

問題8 答案 如圖所示

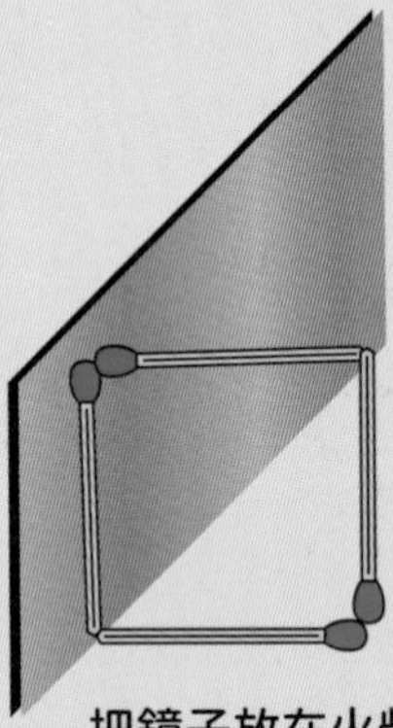

把鏡子放在火柴旁邊，再斜斜的看就會出現正方形。

問題9 答案 A → E → D → C → B

問題10 答案 B 與 D

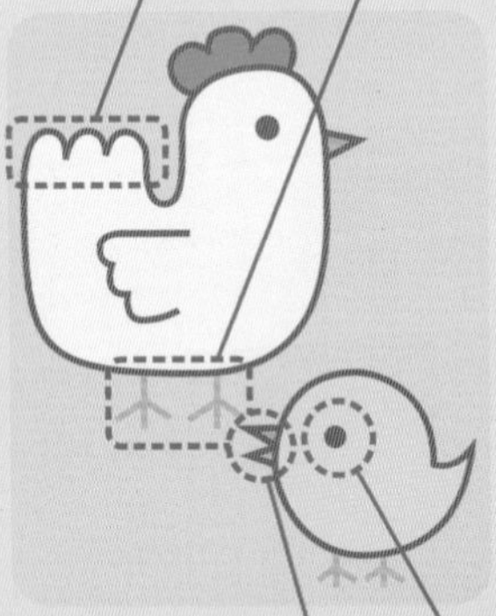
C這裡不一樣。
E這裡不一樣。
F這裡不一樣。
A這裡不一樣。

問題 1

哪張圖和其他圖不同？

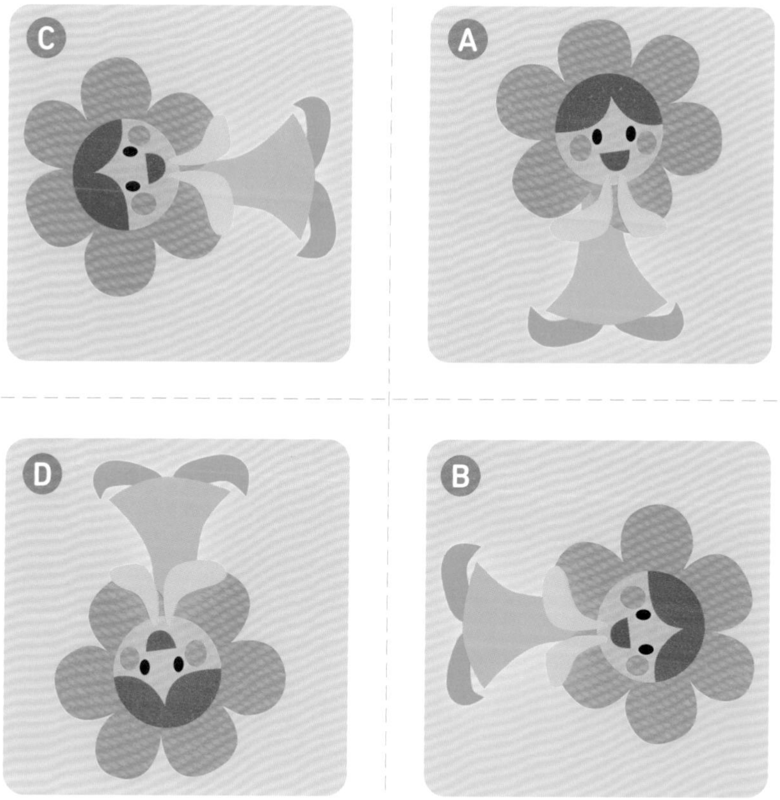

答案

問題 2

哪張圖和上圖完全相同？

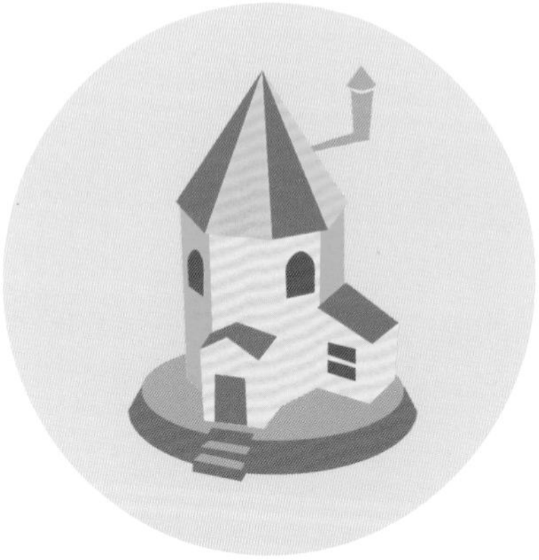

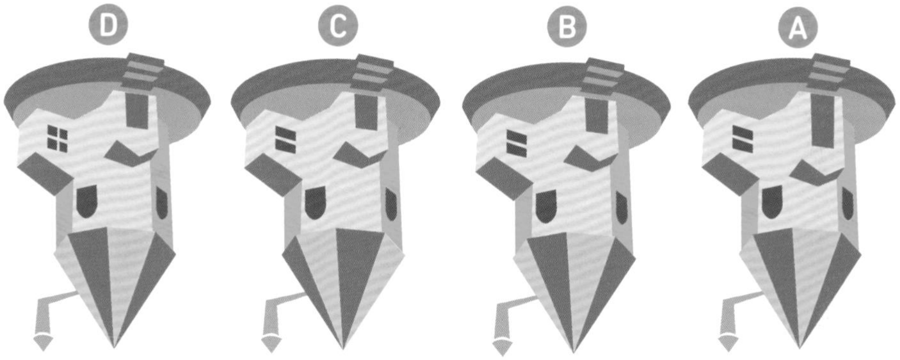

答案

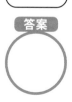

問題 3

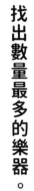

找出數量最多的樂器。

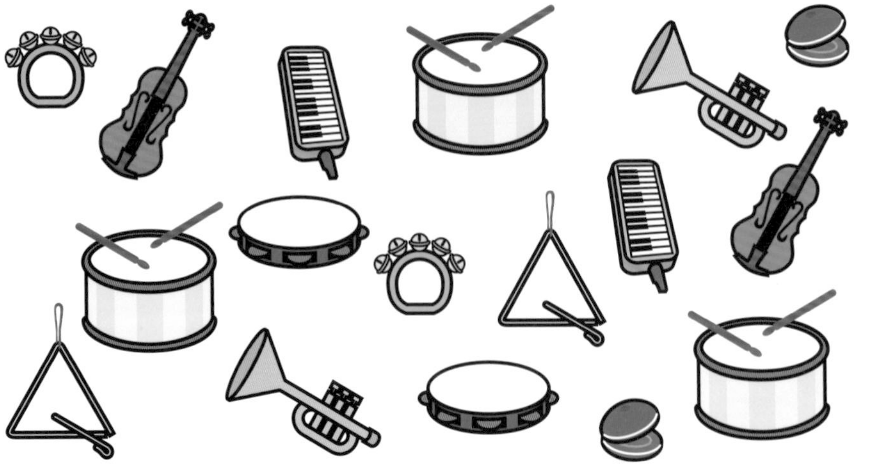

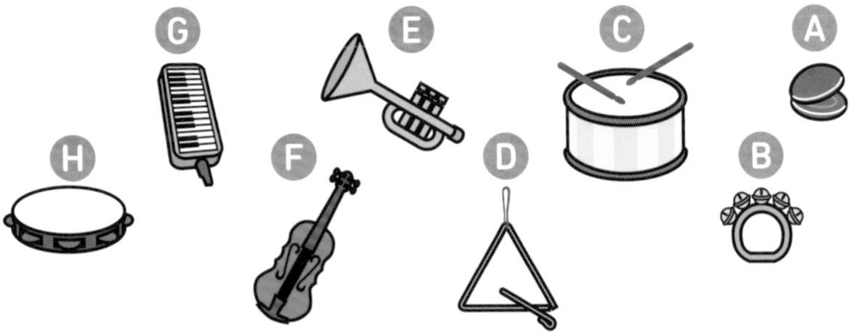

答案

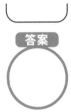

問題 4

這裡有4枚十元硬幣，怎麼排列才能讓每一枚硬幣都碰到其他3枚硬幣。

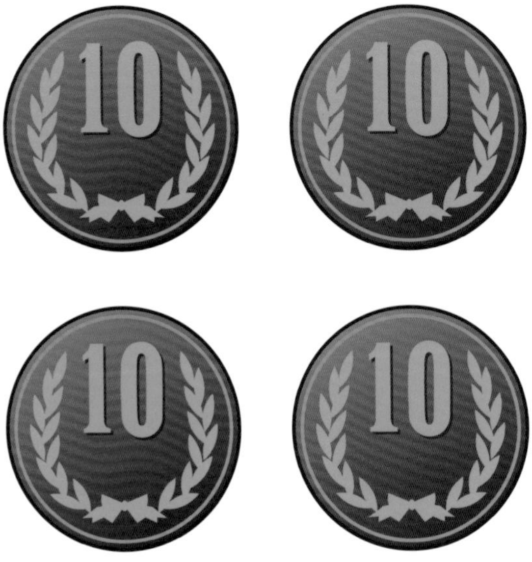

問題 5

以右上圖為起始，把A～E的圖片依照時間順序排列。

答案

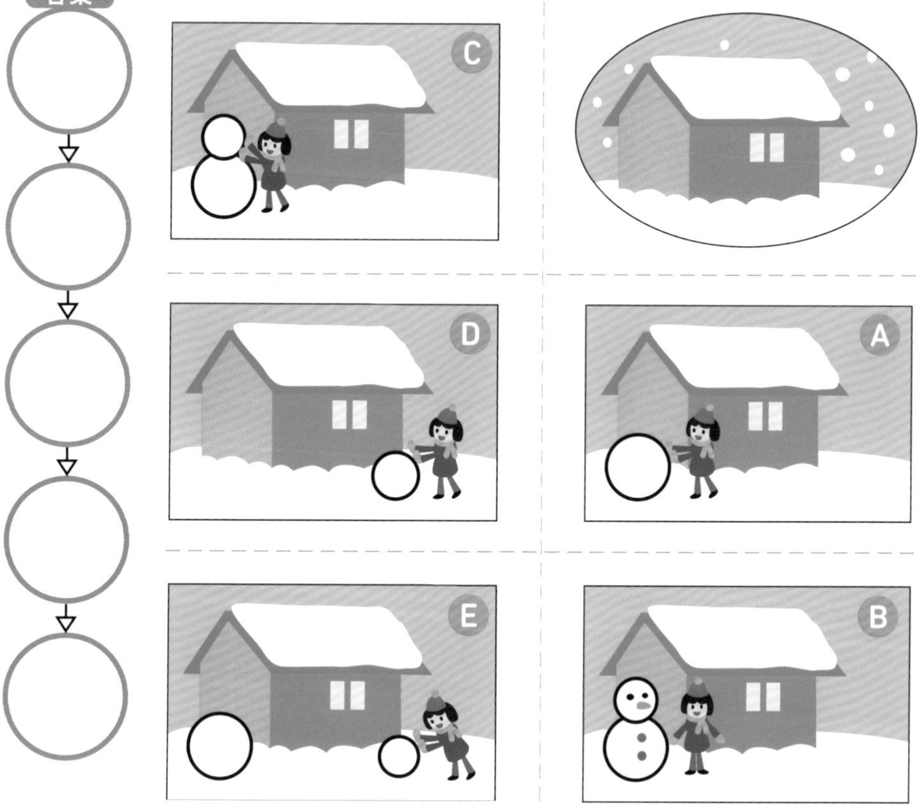

問題 6

找出兩組完全相同的海洋生物。

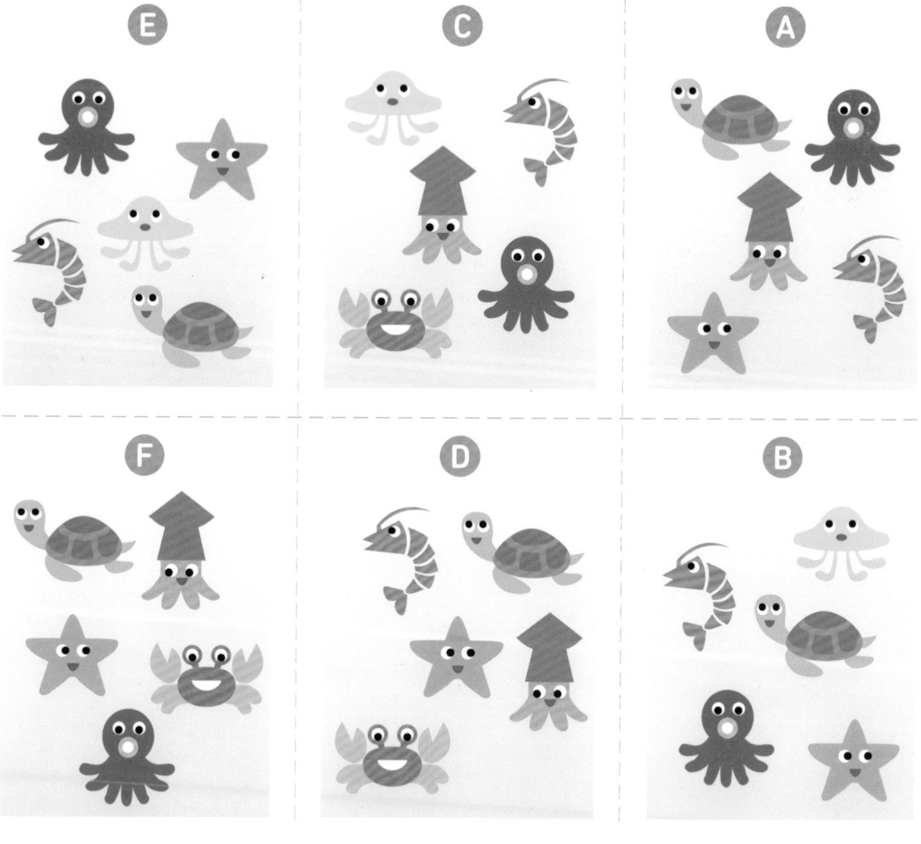

答案

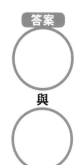

與

問題 7

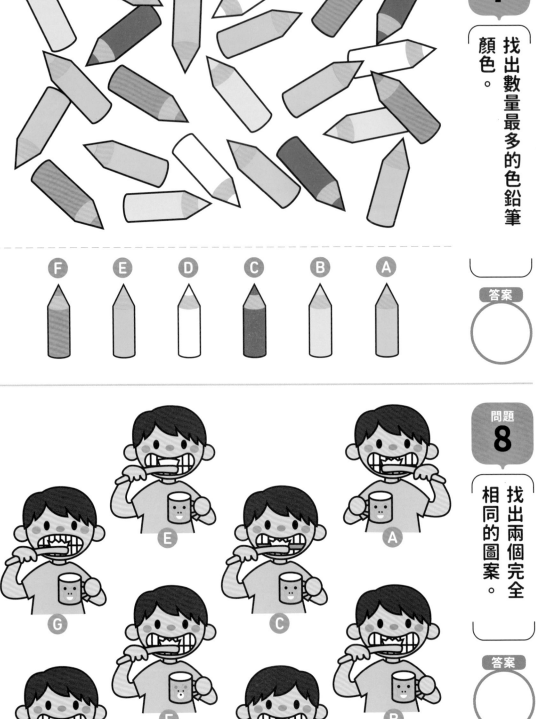

找出數量最多的色鉛筆顏色。

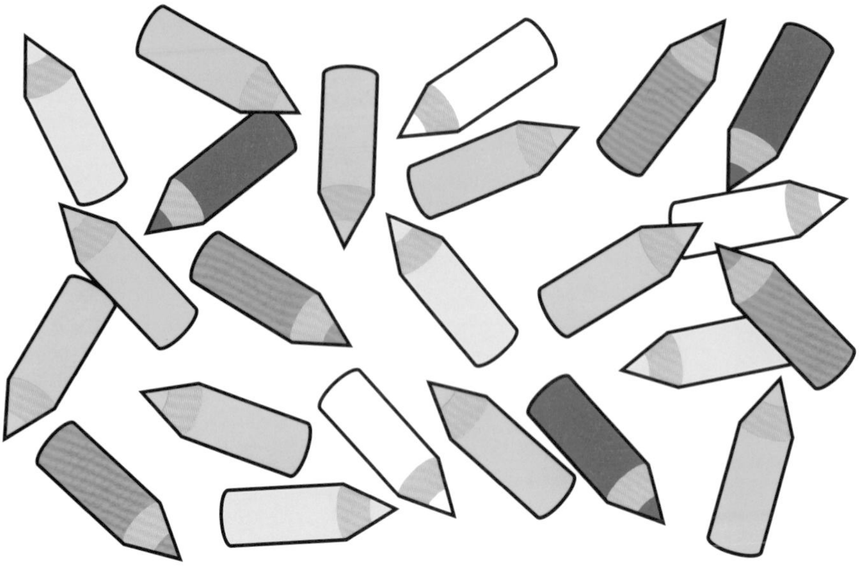

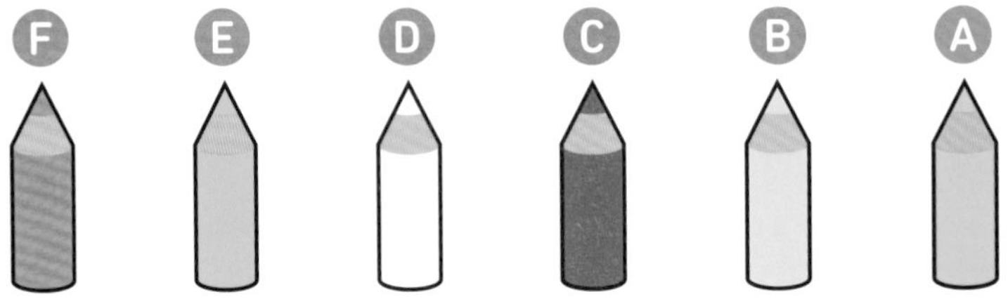

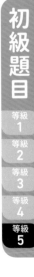

答案

問題 8

找出兩個完全相同的圖案。

答案

與

問題 9

哪張圖和正中間的圖完全相同？

答案

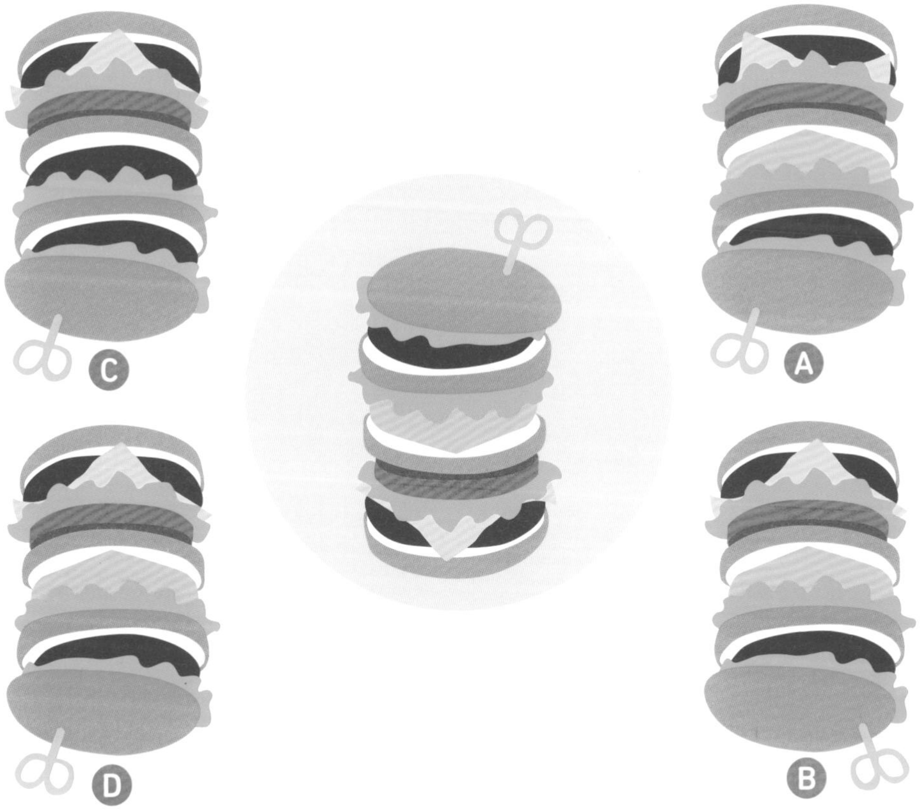

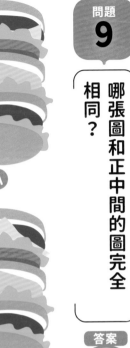

問題 10

哪張展開圖摺起來會變成上圖的正立方體？

答案

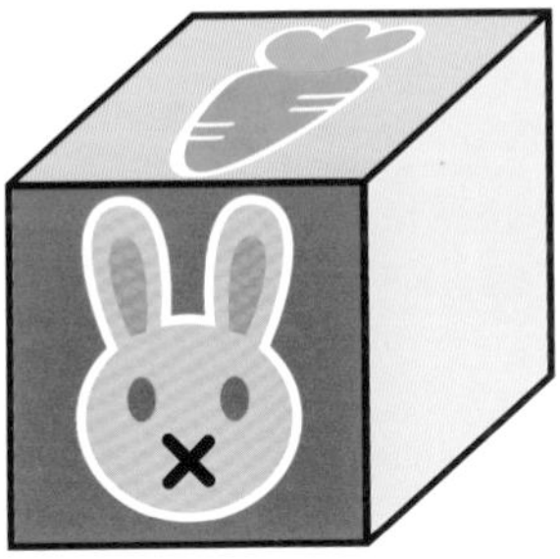

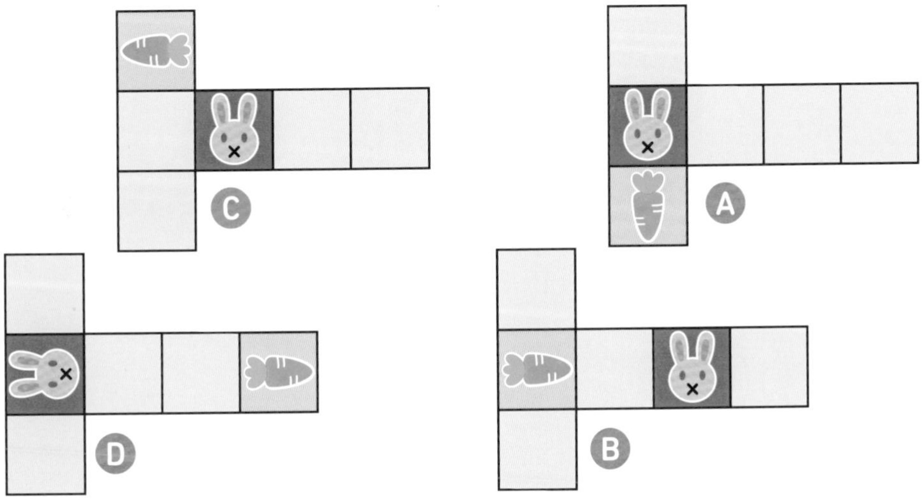

解答 初級題目・等級5

問題 1
答案 A

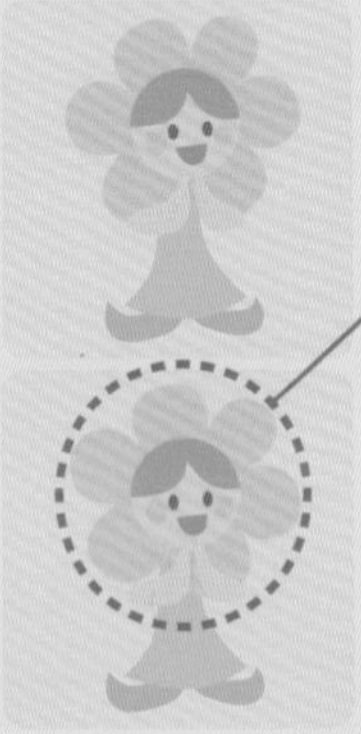
只有A的花瓣位置不一樣。

問題 2
答案 B

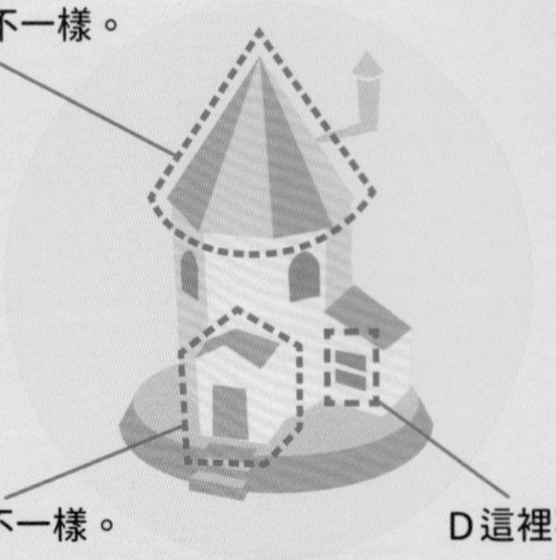
C這裡不一樣。
A這裡不一樣。
D這裡不一樣。

問題 3
答案 C

問題 4
答案 如圖所示

問題 5
答案 D → A → E → C → B

問題 6
答案 B 與 E

問題 7
答案 A

問題 8
答案 B 與 H

D這裡不一樣。
E這裡不一樣。
C的牙齒沒有碰在一起，G的嘴巴形狀不一樣。
A這裡不一樣。
F這裡不一樣。

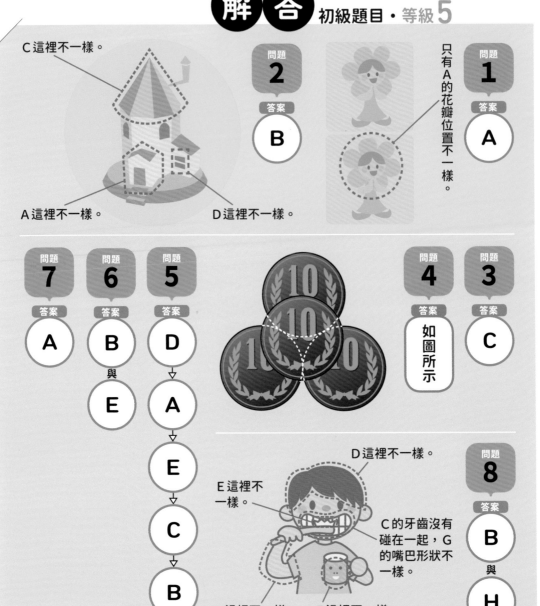

問題 9
答案 D

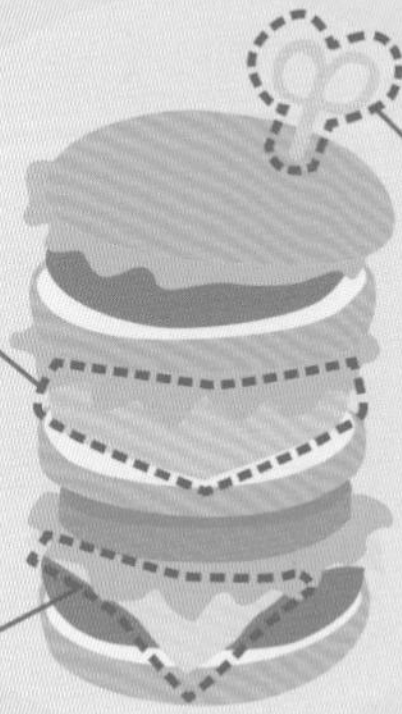
C這裡不一樣。
B這裡不一樣。
A這裡不一樣。

問題 10
答案 D

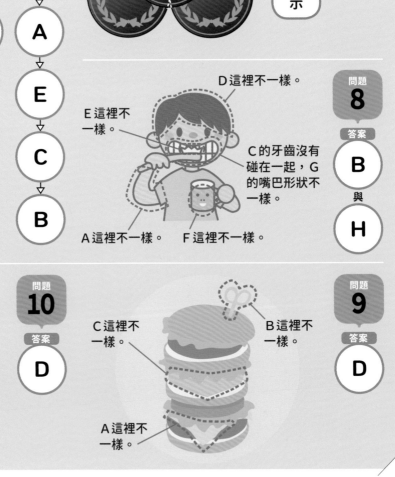

中級題目

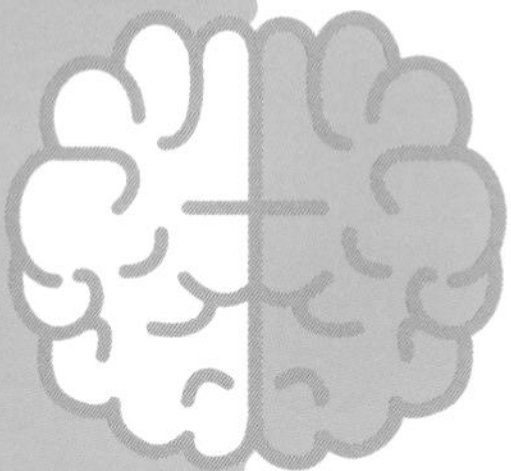

腦力評分表

各等級
限時5分鐘
(合計25分鐘)

答對題數	第3次	第2次	第1次
等級1			
等級2			
等級3			
等級4			
等級5			
合計			

等級

你的右腦超優秀！	152～160
你的右腦非常棒。	136～144
你的右腦和大家差不多。	120～128
再加把勁會更好。	104～112
每天都要做練習哦！	96以下

右腦能力檢測結果

答對題數	腦力值
46～50	160
41～45	152
36～40	144
31～35	136
26～30	128
21～25	120
16～20	112
11～15	104
06～10	96
01～05	88

中級題目

等級 1
等級 2
等級 3
等級 4
等級 5

問題 1

哪張圖和上圖完全相同？

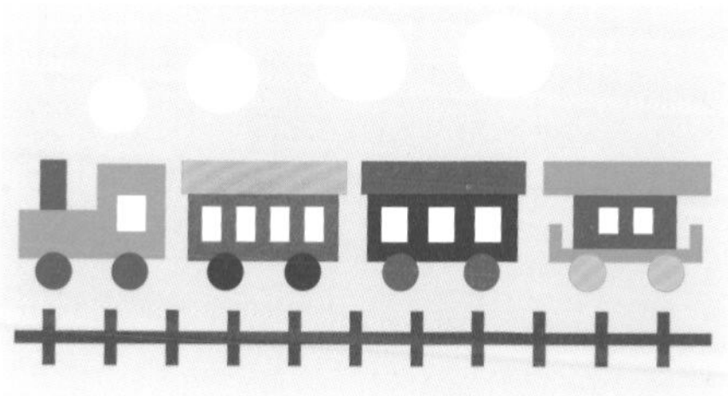

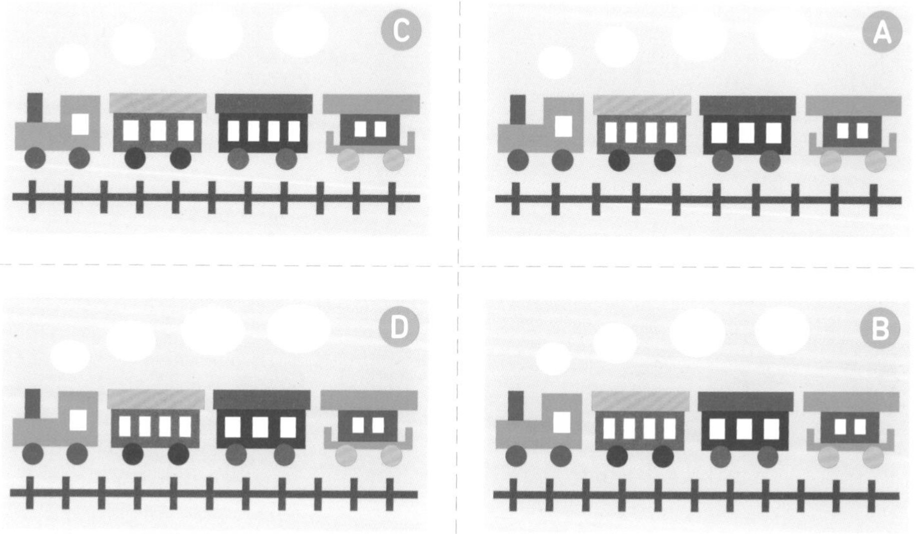

答案

問題 2

哪種甜點只有一個？

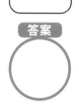

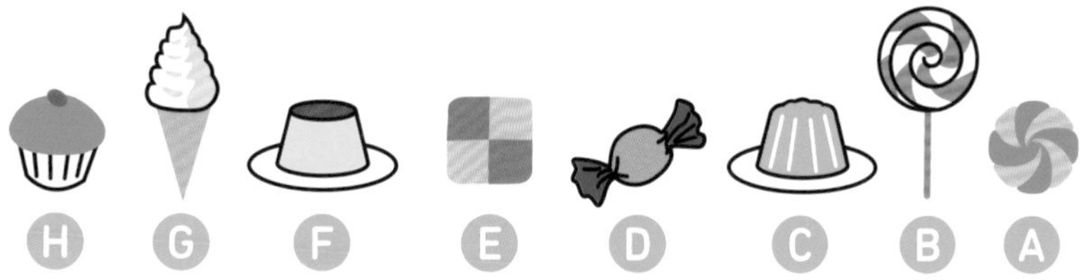

答案

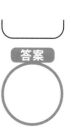

問題
3

找出數量最多的體育用品。

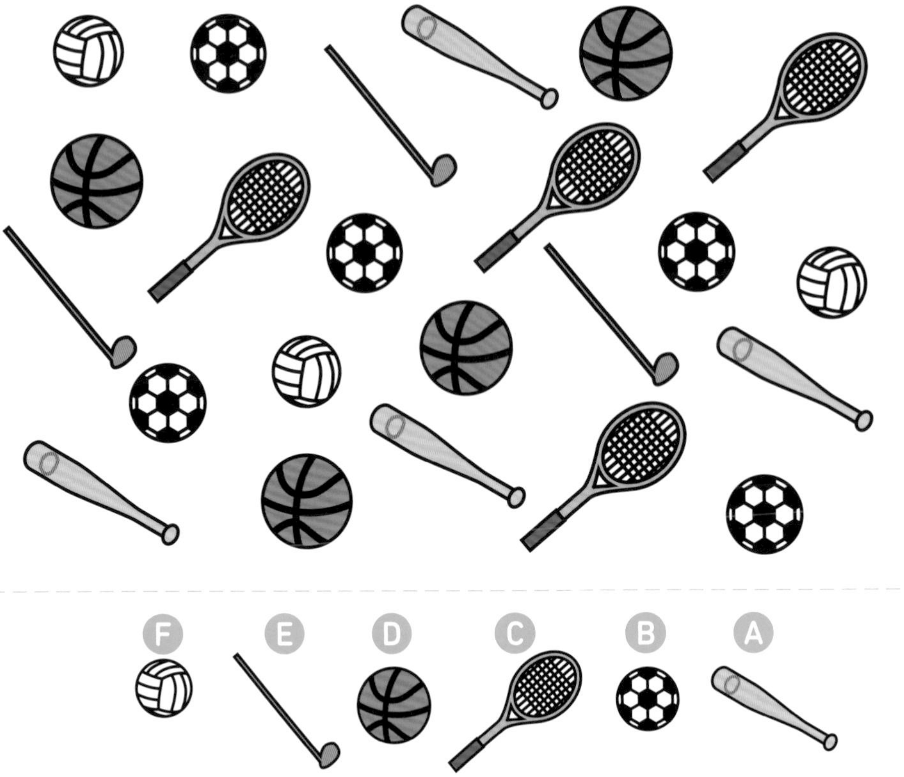

答案

問題
4

找出正確的拼圖。

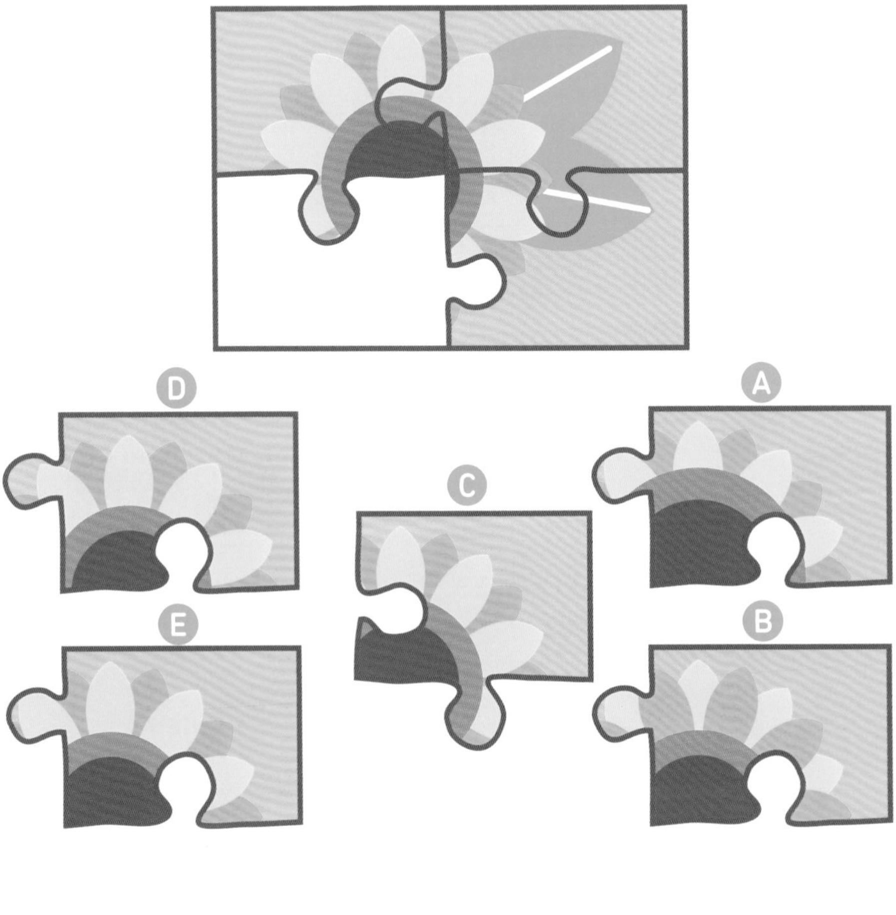

答案

問題 5

讓這個金字塔上下顛倒，最少需要移動幾個圓盤？

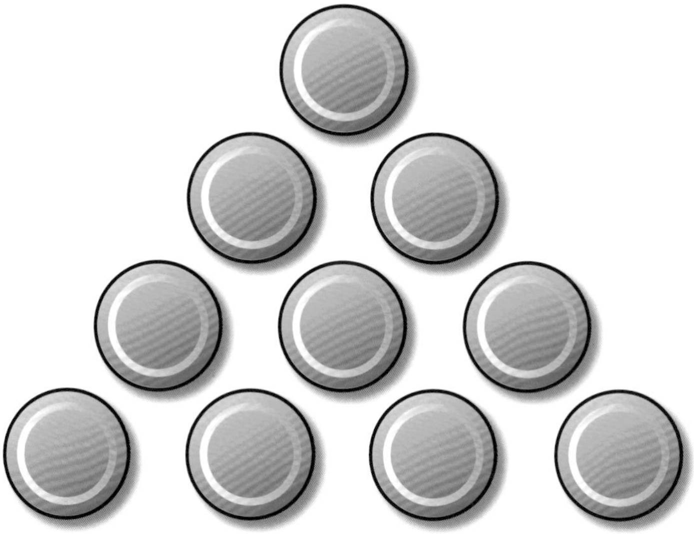

Ⓐ 1個　Ⓑ 2個　Ⓒ 3個　Ⓓ 4個　Ⓔ 5個

答案

問題 6

哪張圖和上圖完全相同？

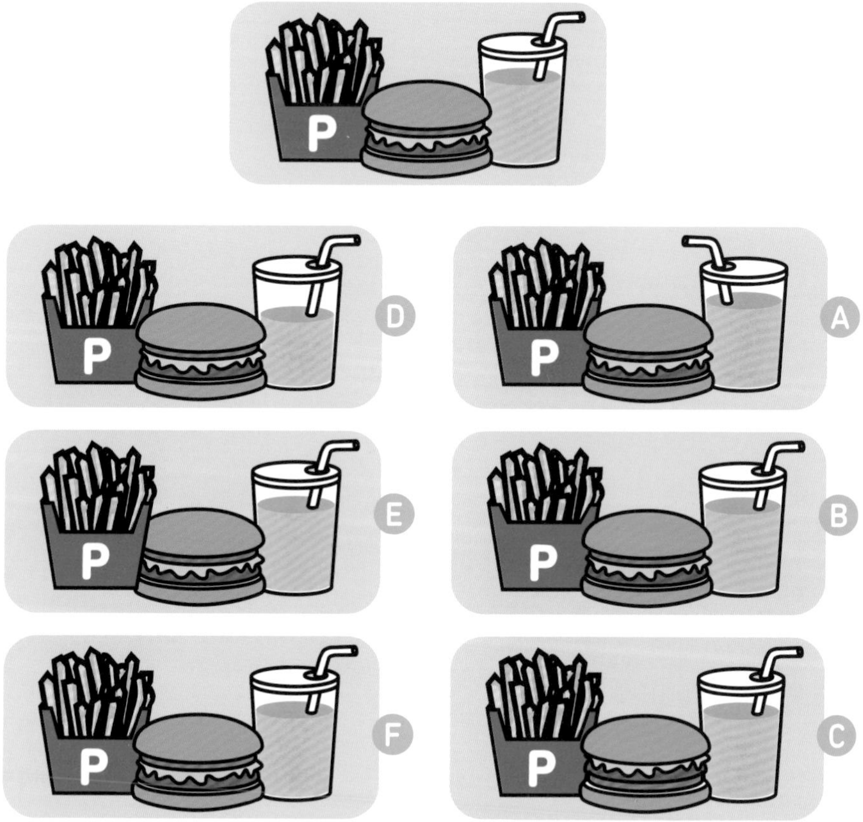

答案

問題 7

哪張圖和其他圖不同？

答案

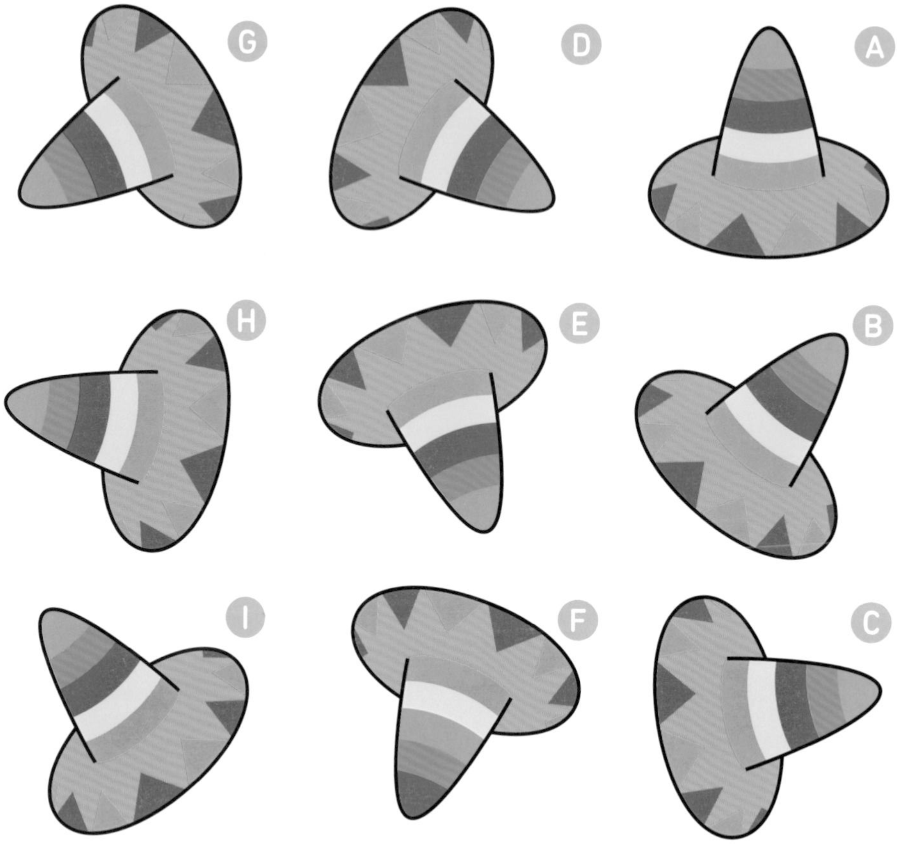

問題 8

哪張展開圖摺起來無法變成右邊的正立方體？

答案

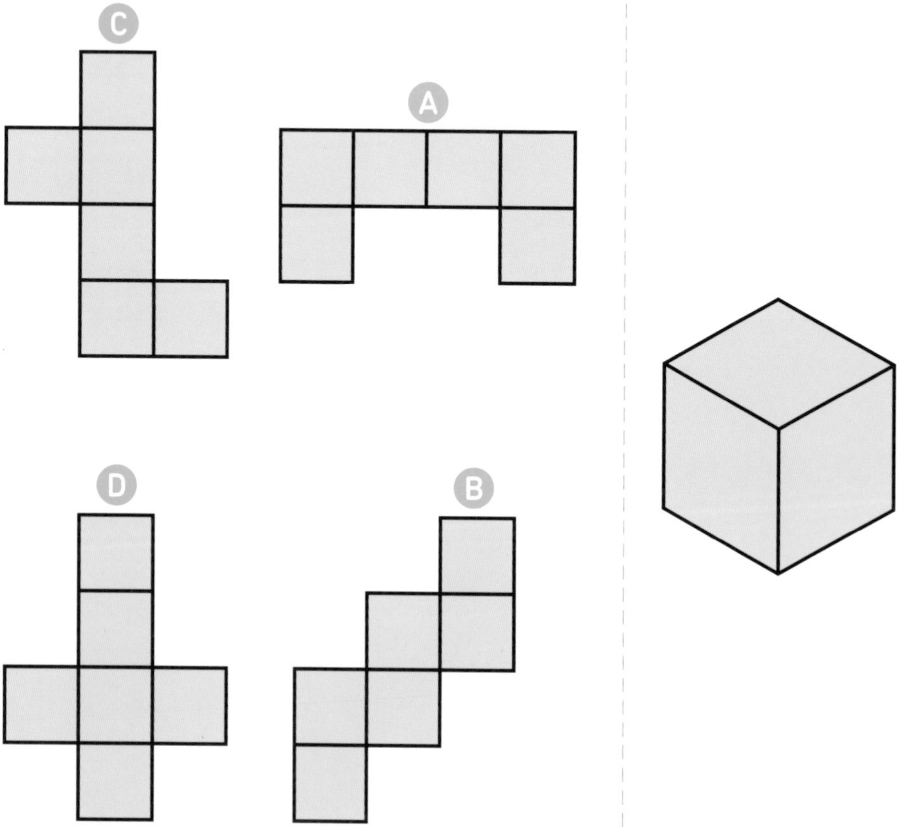

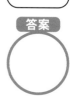

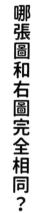

問題 9

哪張圖和右圖完全相同？

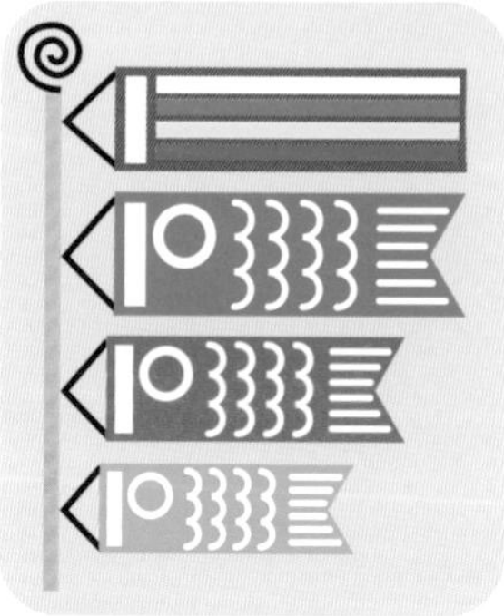

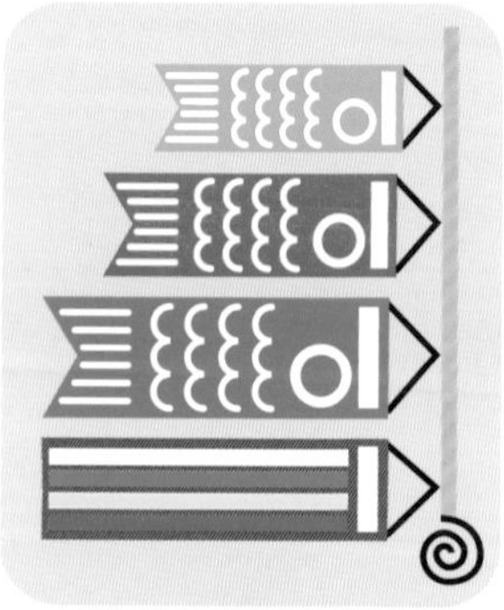

A

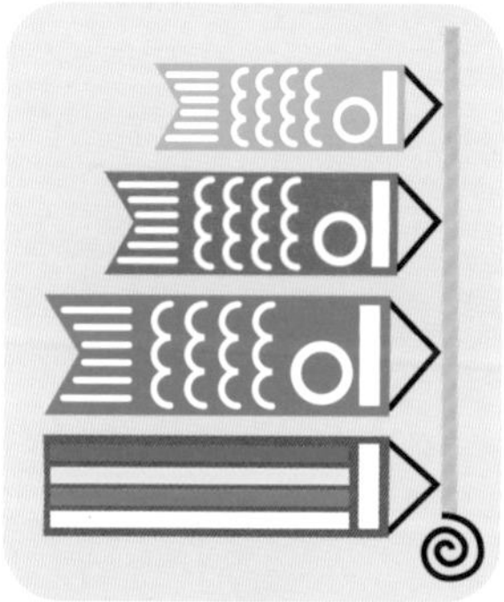

C

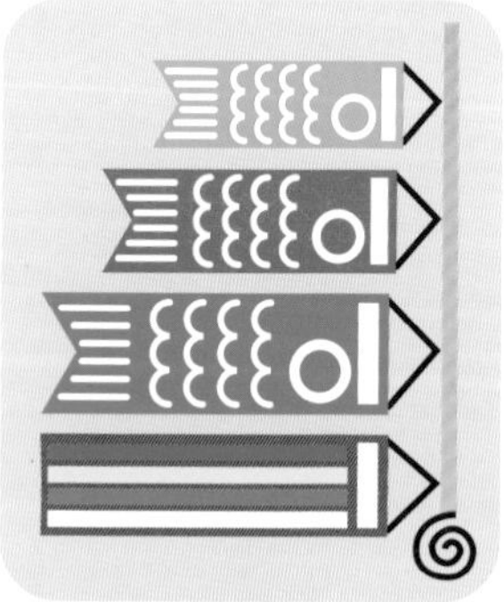

B

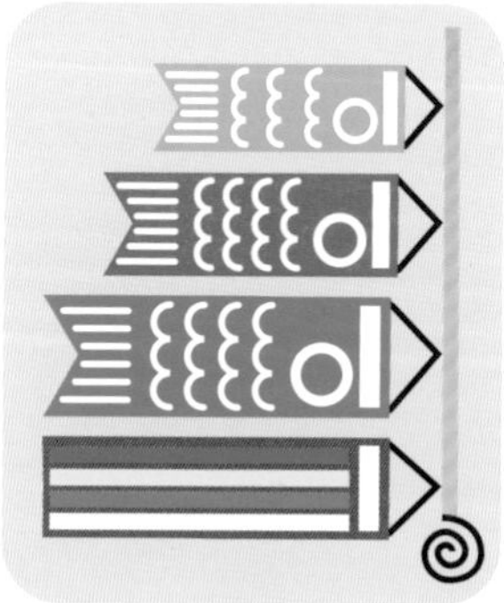

D

答案

問題 10

原有6枚十元硬幣，排列成每邊三十元的三角形。接著再加入3枚十元硬幣，如何排列成每邊各五十元的三角形？

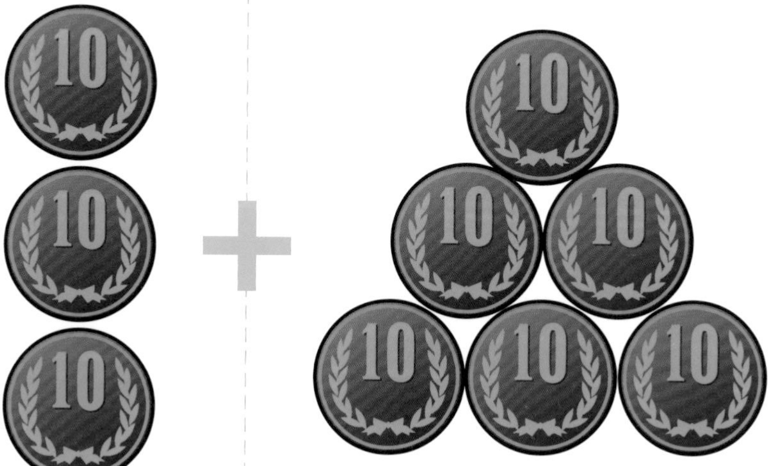

解答 中級題目・等級1

問題 1 答案 B

D這裡不一樣。

C這裡不一樣。

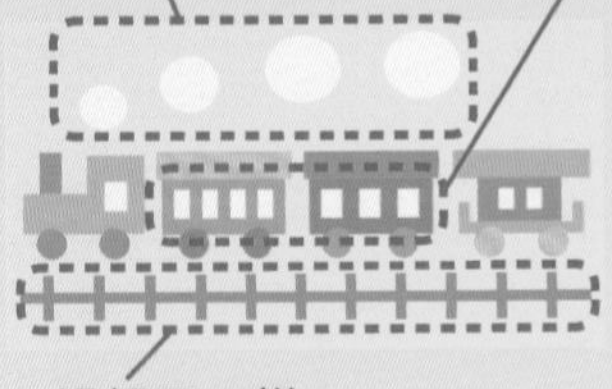

A這裡不一樣。

問題 2 答案 E

問題 3 答案 B

問題 4 答案 E

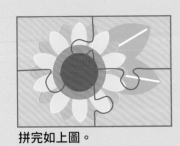

拼完如上圖。

問題 5 答案 C

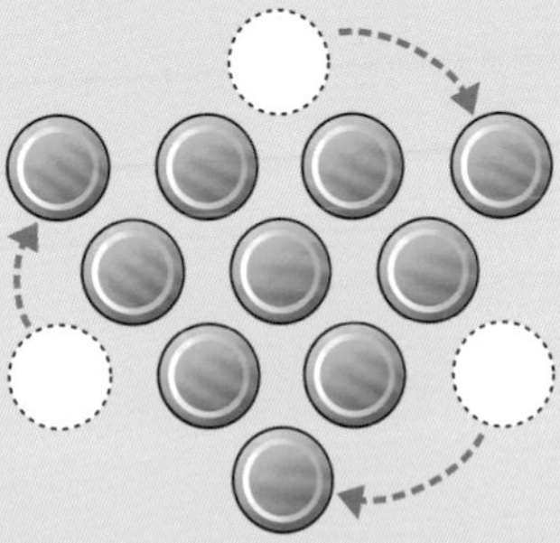

像上圖這樣移動，只需要移動３個圓盤（移動方式不同也算正確答案）。

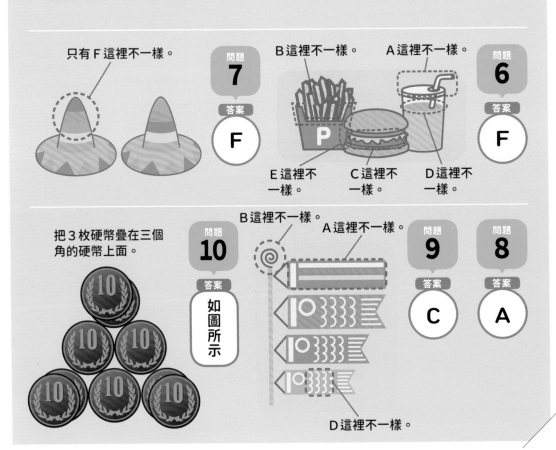

問題 6 答案 F

B這裡不一樣。 A這裡不一樣。

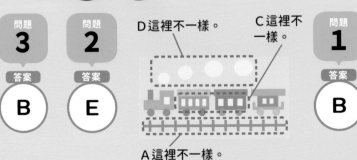

E這裡不一樣。 C這裡不一樣。 D這裡不一樣。

問題 7 答案 F

只有Ｆ這裡不一樣。

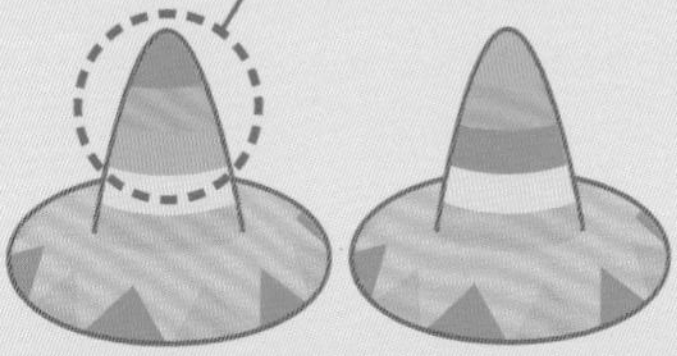

問題 8 答案 A

問題 9 答案 C

B這裡不一樣。

A這裡不一樣。

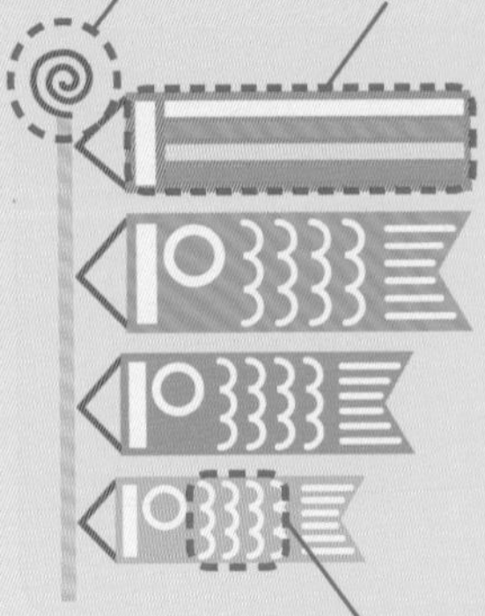

D這裡不一樣。

問題 10 答案 如圖所示

把３枚硬幣疊在三個角的硬幣上面。

中級題目

等級 1
等級 2
等級 3
等級 4
等級 5

問題 1

拼出上圖，哪一枚拼圖是多餘的？

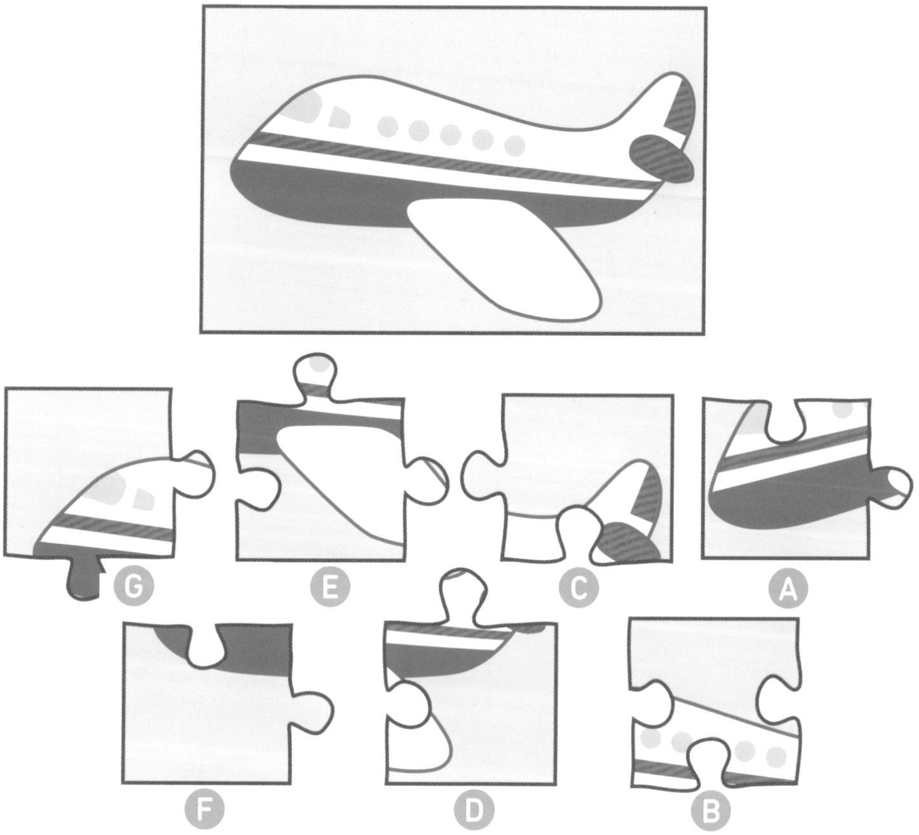

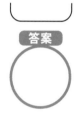

答案

問題 2

找出兩組完全相同的手勢。

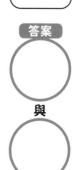

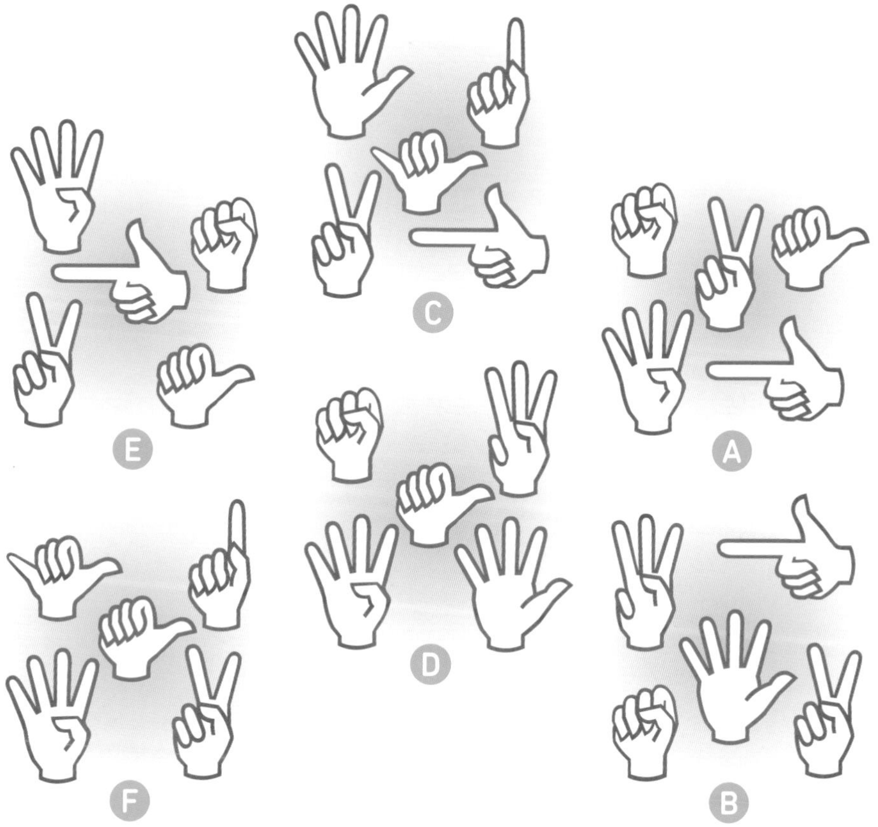

答案

與

問題
3

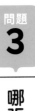

哪張圖和其他圖不同？

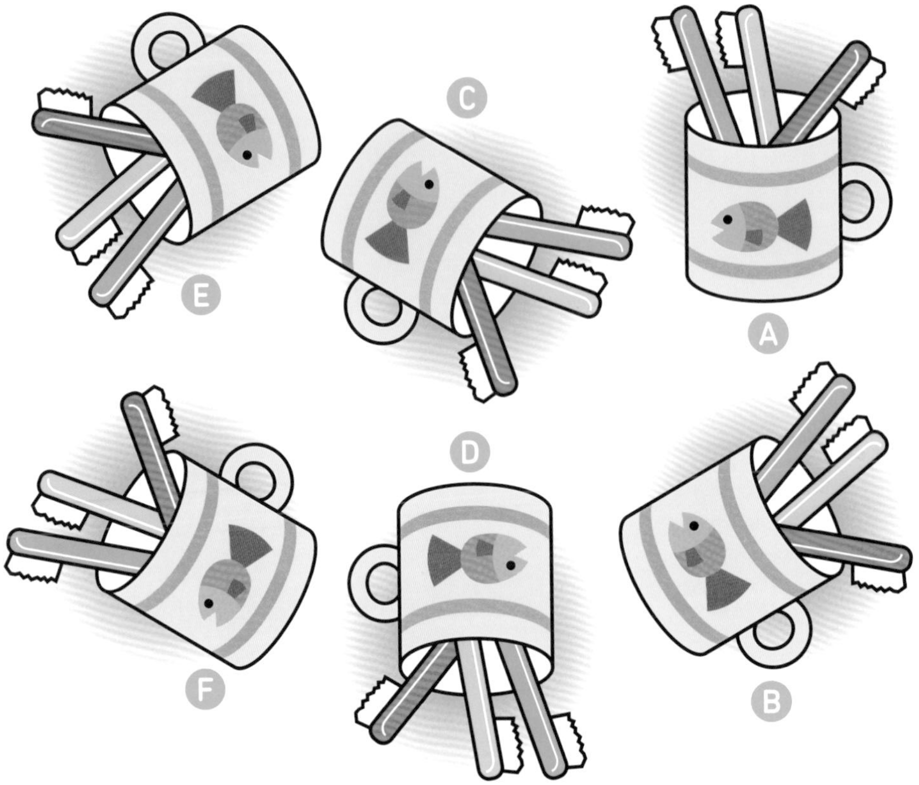

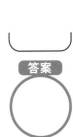

答案

問題
4

5根火柴排成畚箕的形狀，畚箕裡頭放了1枚一元硬幣。最少要移動幾根火柴，才能讓硬幣脫離畚箕，且畚箕依然維持同樣的形狀？注意，不可以直接拿取硬幣。

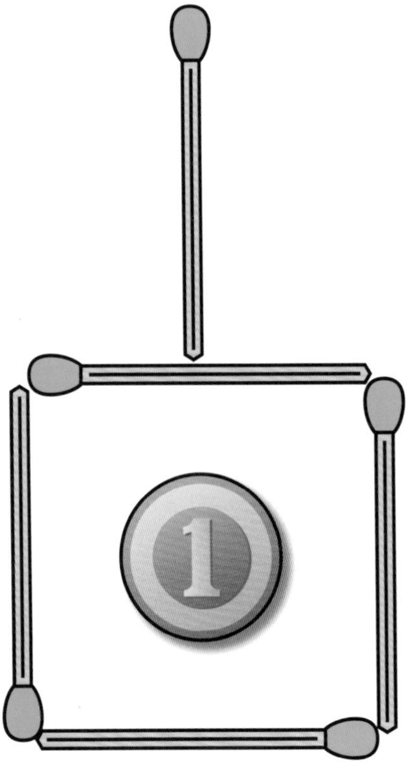

A 1根

B 2根

C 3根

D 4根

答案

問題 5

哪張圖和其他圖不同？

答案

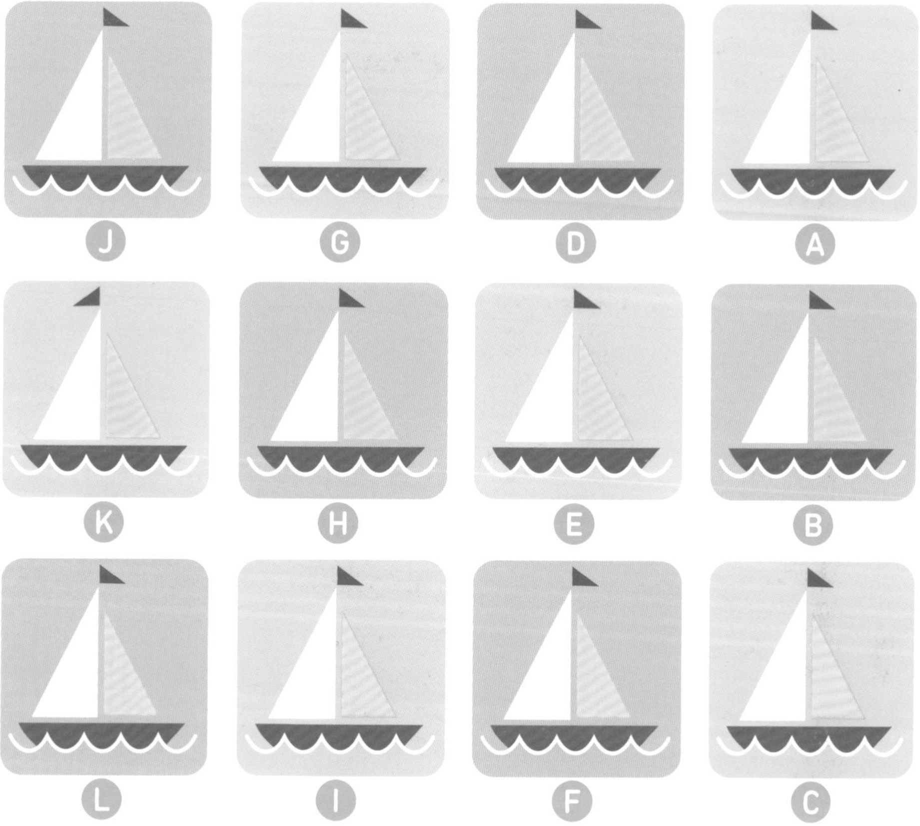

問題 6

哪張圖和右圖完全相同？

答案

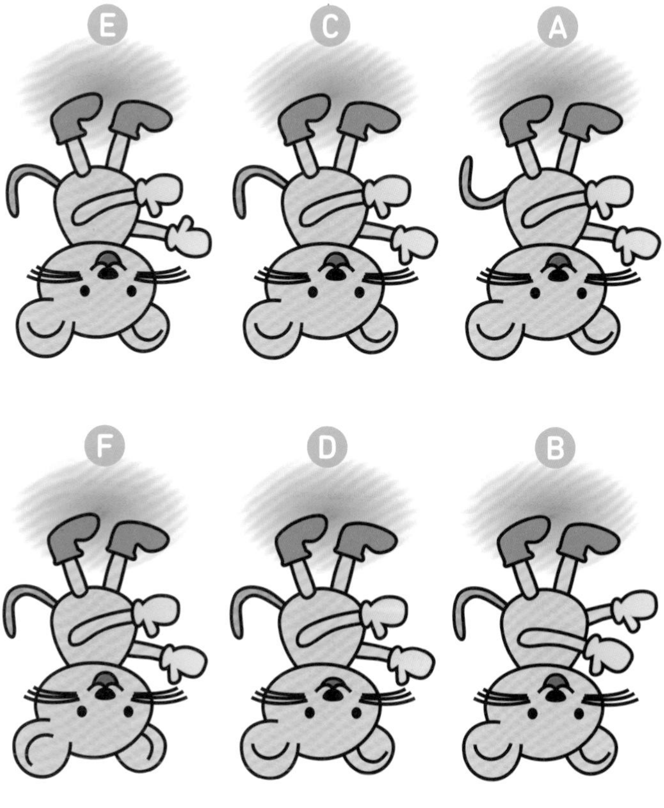

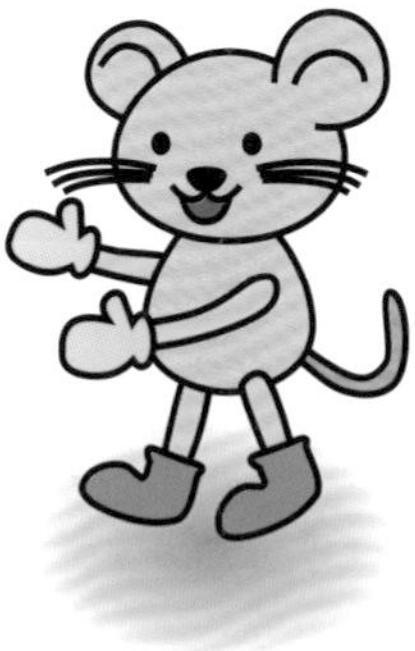

中級題目

等級 1

等級 2

等級 3

等級 4

等級 5

問題 7

8根火柴排成金魚的形狀，最少要移動幾根火柴，才能讓金魚朝著相反的方向？

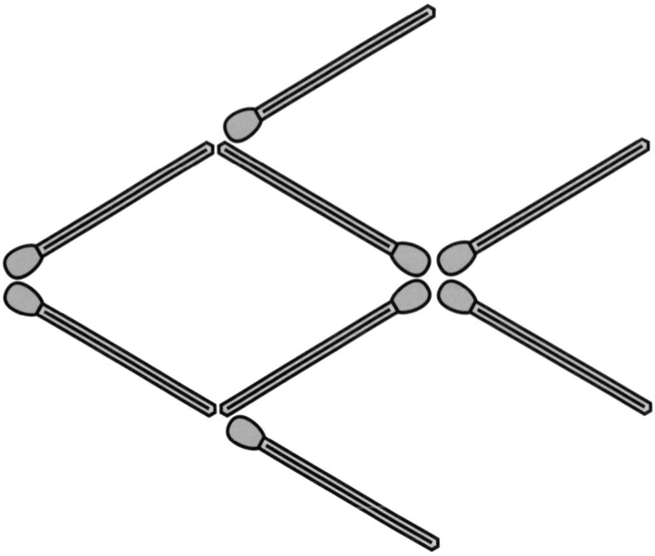

Ⓐ 2根

Ⓑ 3根

Ⓒ 4根

Ⓓ 5根

答案

問題 8

哪張圖和其他圖不同？

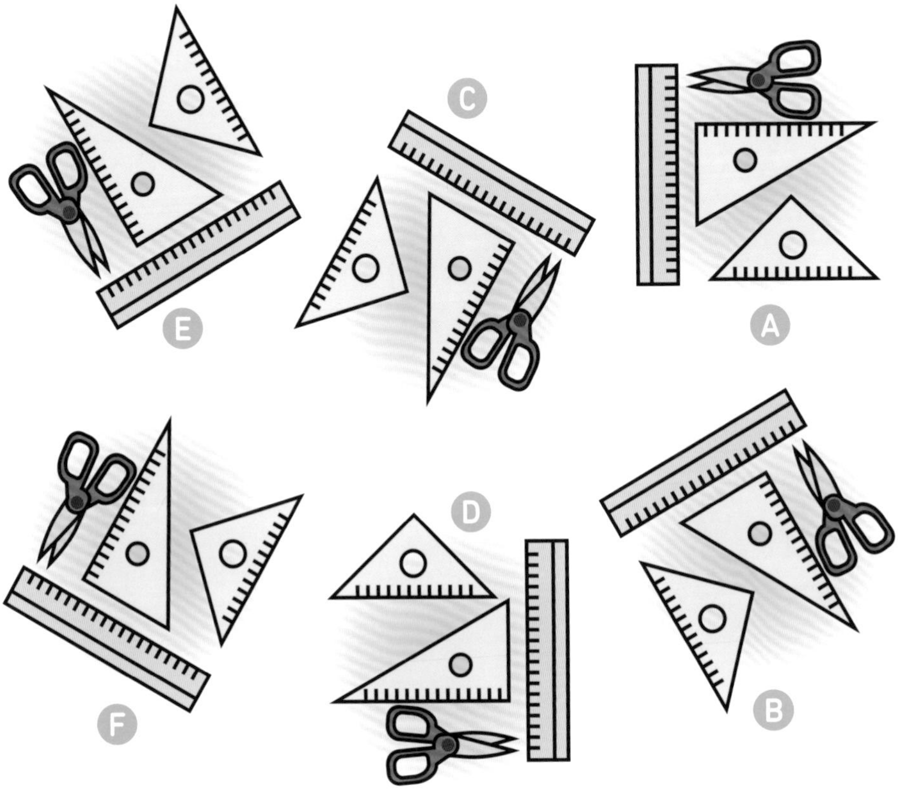

答案

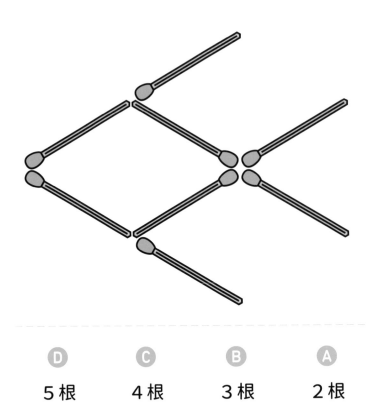

問題 9

哪張展開圖摺起來會變成上圖的正立方體？

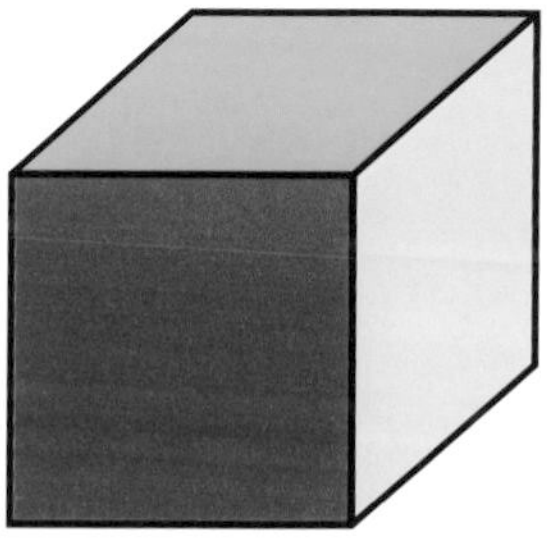

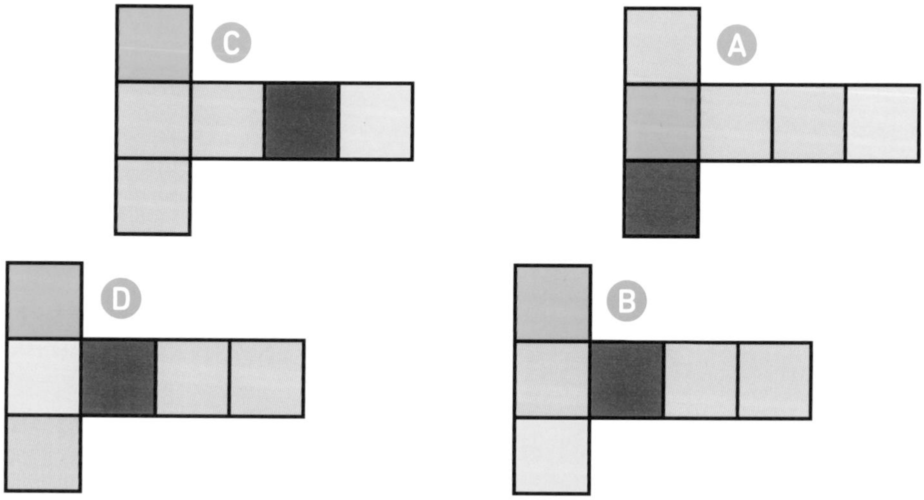

答案

問題 10

9根火柴排成3個正三角形，移動哪2根火柴，可以讓它變成4個正三角形？

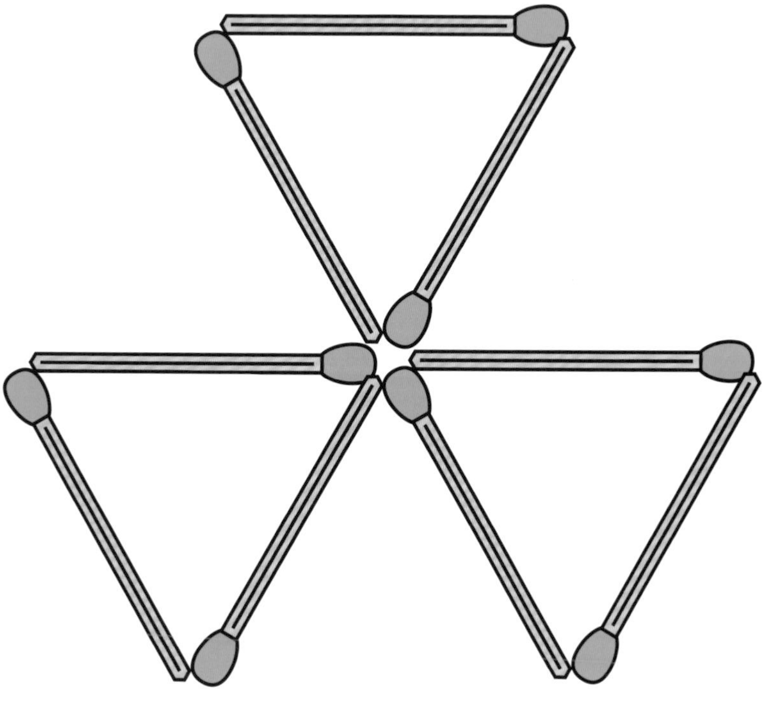

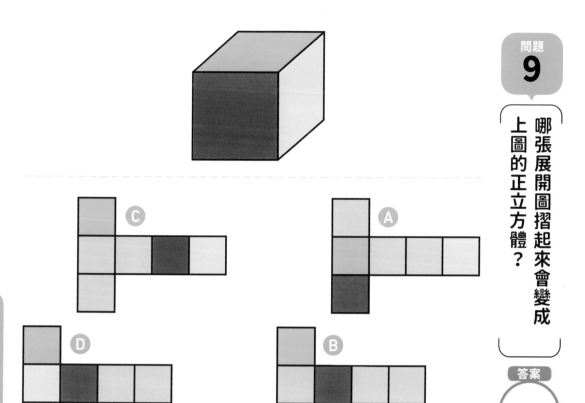

解答 中級題目・等級2

問題1 答案：A

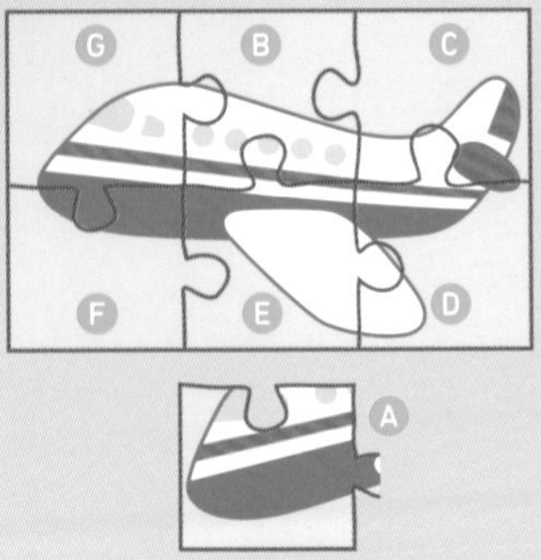
G
B
C
F
E
D
A

問題2 答案：A 與 E

問題3 答案：D

只有D這裡不一樣。

問題4 答案：C

把3根火柴像左圖這樣移動，就能讓硬幣脫離畚箕（移動方式不同也算正確答案）。

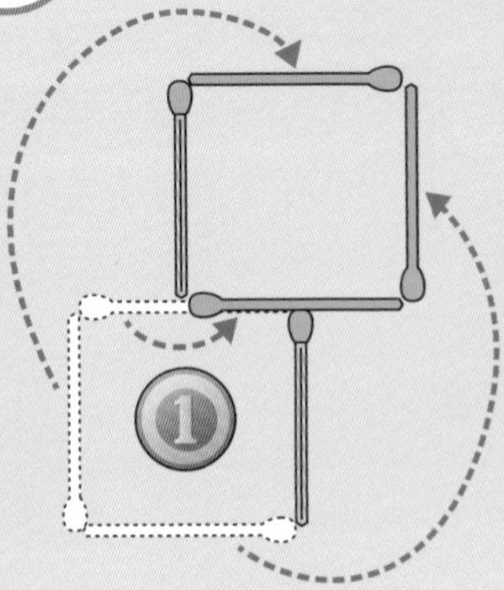

問題5 答案：K

只有K這裡不一樣。

問題6 答案：C

F這裡不一樣。
D這裡不一樣。
A這裡不一樣。
E的右手方向不一樣。
B的左右手高度相反。

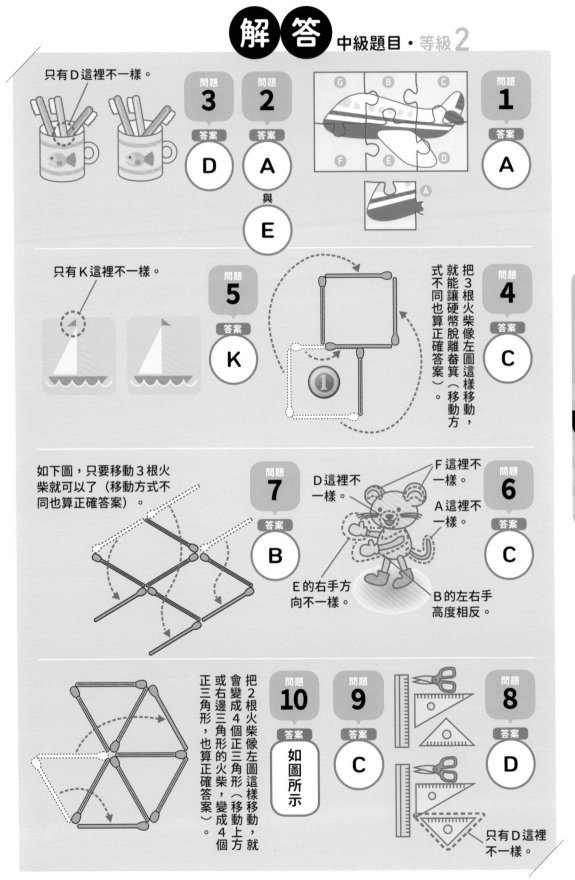

問題7 答案：B

如下圖，只要移動3根火柴就可以了（移動方式不同也算正確答案）。

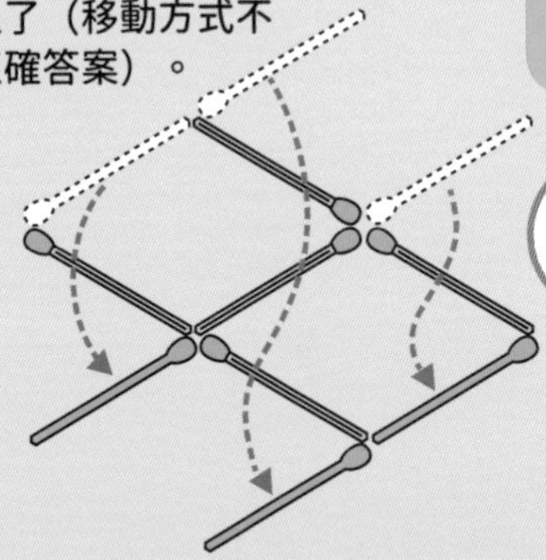

問題8 答案：D

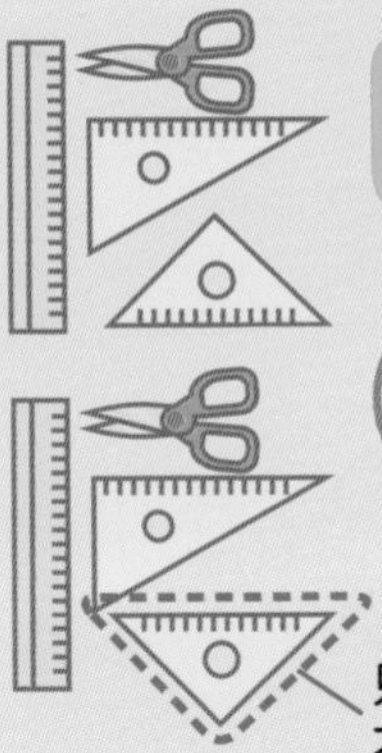
只有D這裡不一樣。

問題9 答案：C

問題10 答案：如圖所示

把2根火柴像左圖這樣移動，就會變成4個正三角形（移動上方或右邊三角形的火柴，變成4個正三角形，也算正確答案）。

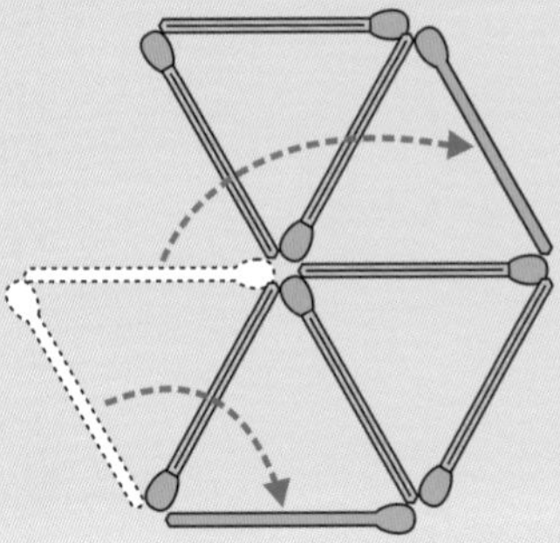

問題
1

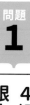

4根火柴排成1個正方形，再加上4根火柴，試著排出3個正方形。

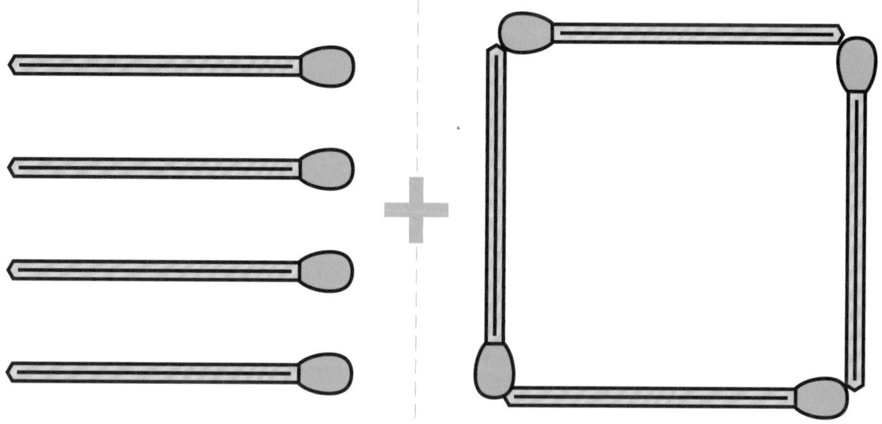

問題
2

拼出上圖，哪一枚拼圖是多餘的？

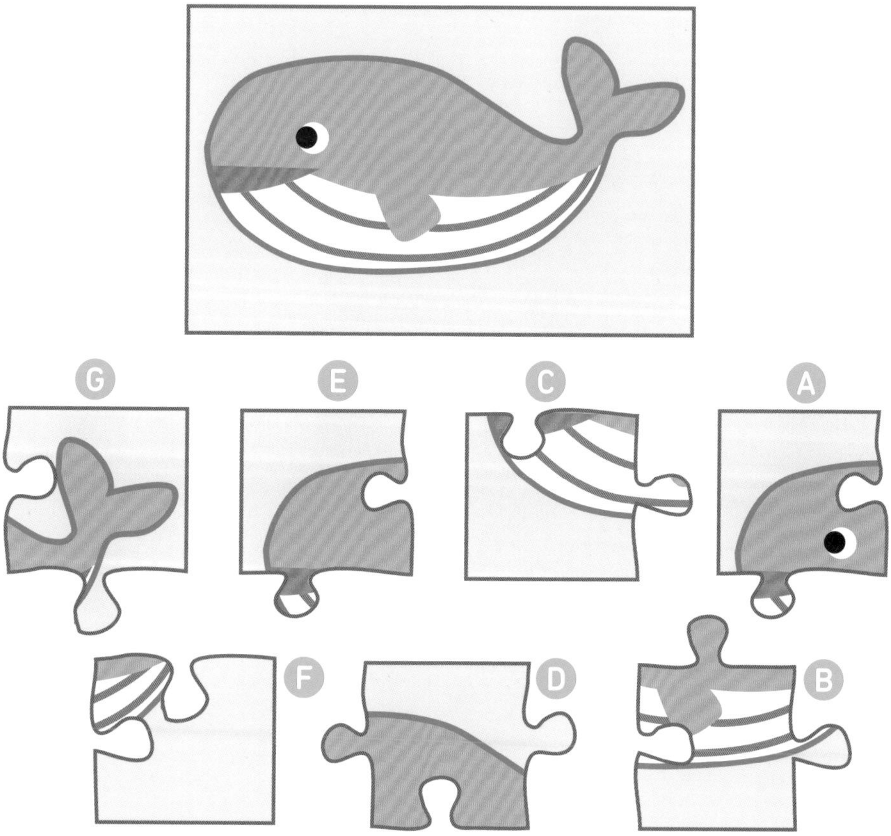

答案

中級題目
等級1
等級2
等級3
等級4
等級5

問題 3

哪組積木和其他積木不一樣？

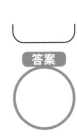

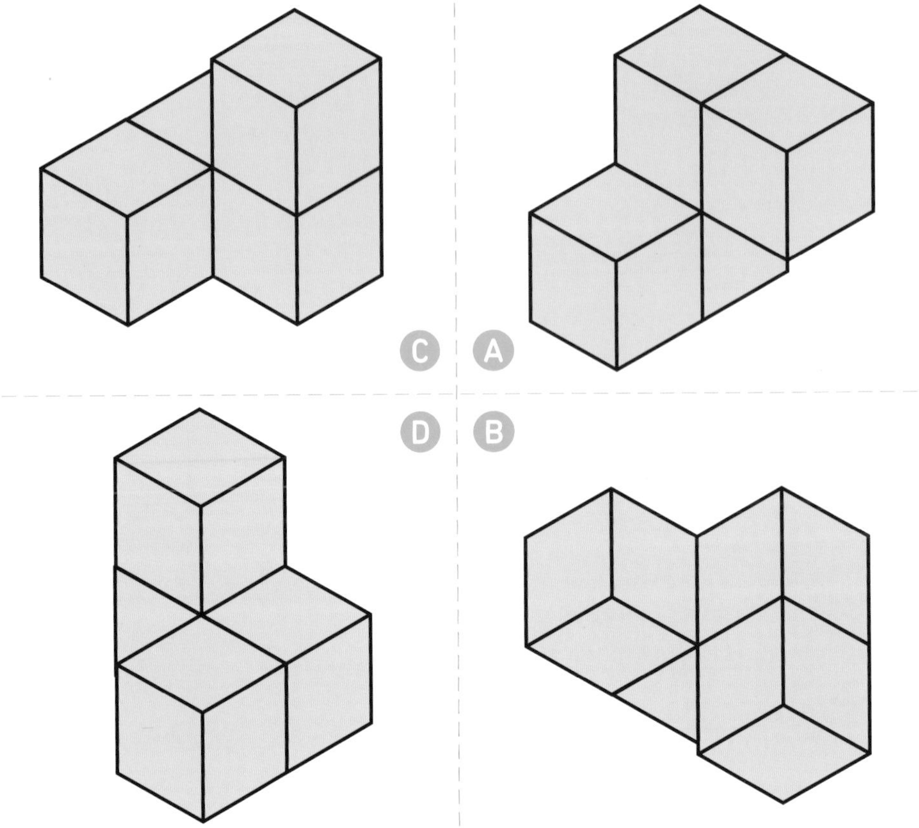

答案

問題 4

8枚十元硬幣能排成每邊三十元的正方形。試著以這8枚十元硬幣，排出每邊四十元的正方形。

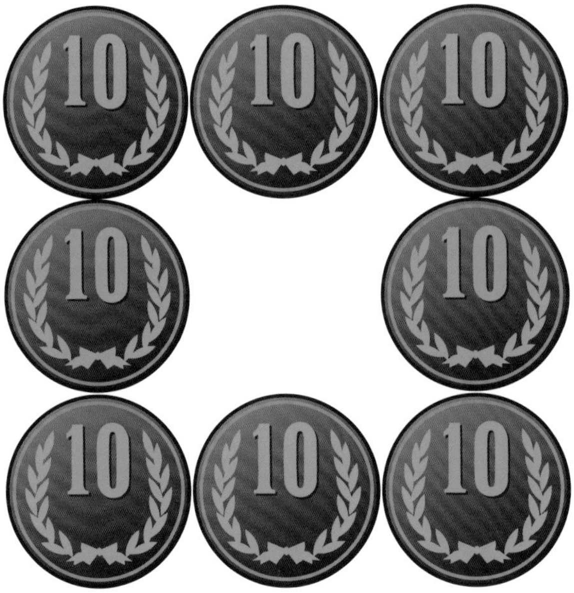

問題
5

找出兩組完全相同的英文字母。

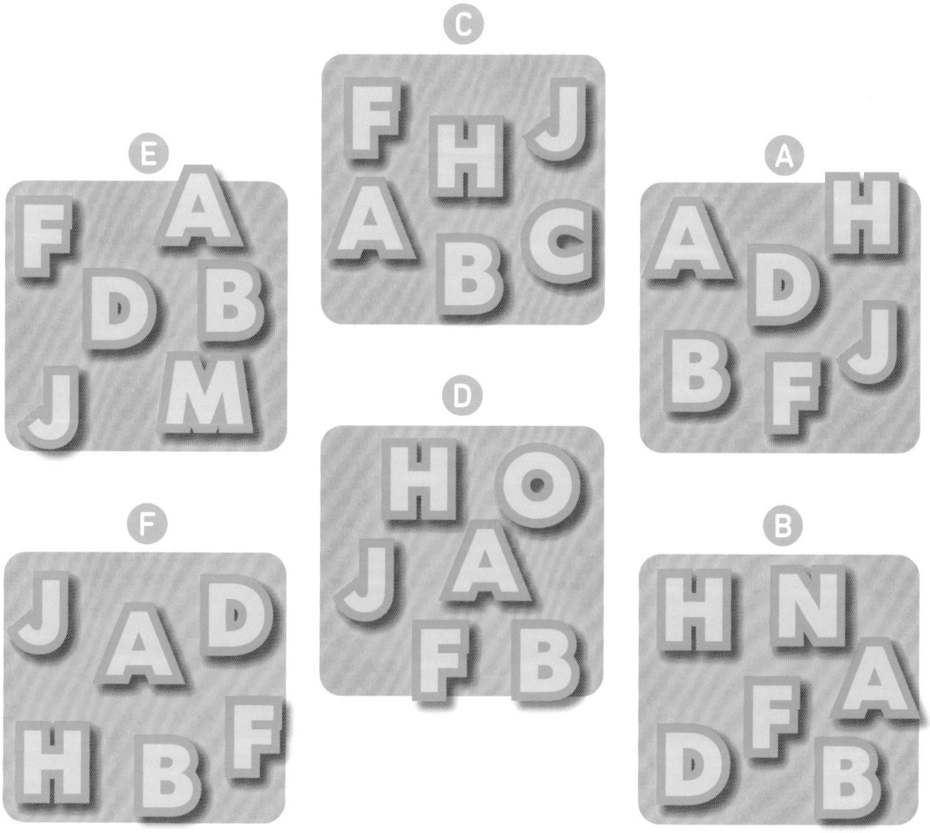

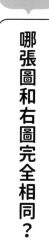

答案 ○ 與 ○

問題
6

哪張圖和右圖完全相同？

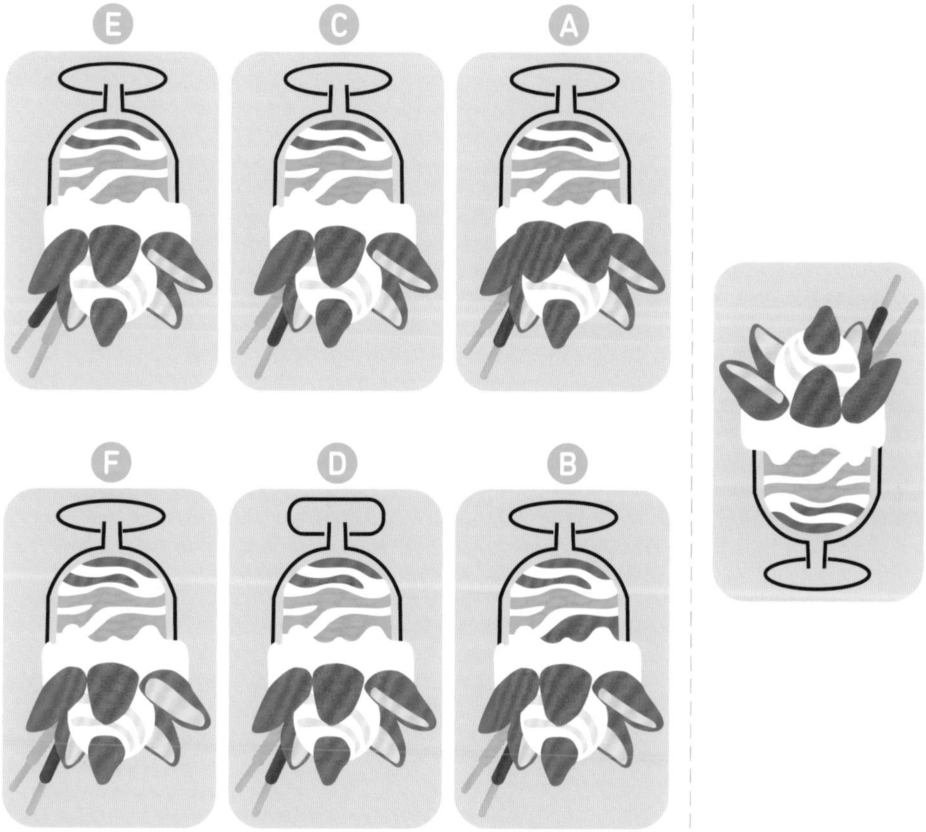

答案 ○

中級題目
等級 1
等級 2
等級 3
等級 4
等級 5

問題 7

哪張展開圖摺起來會變成上圖的正立方體？

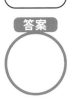

答案

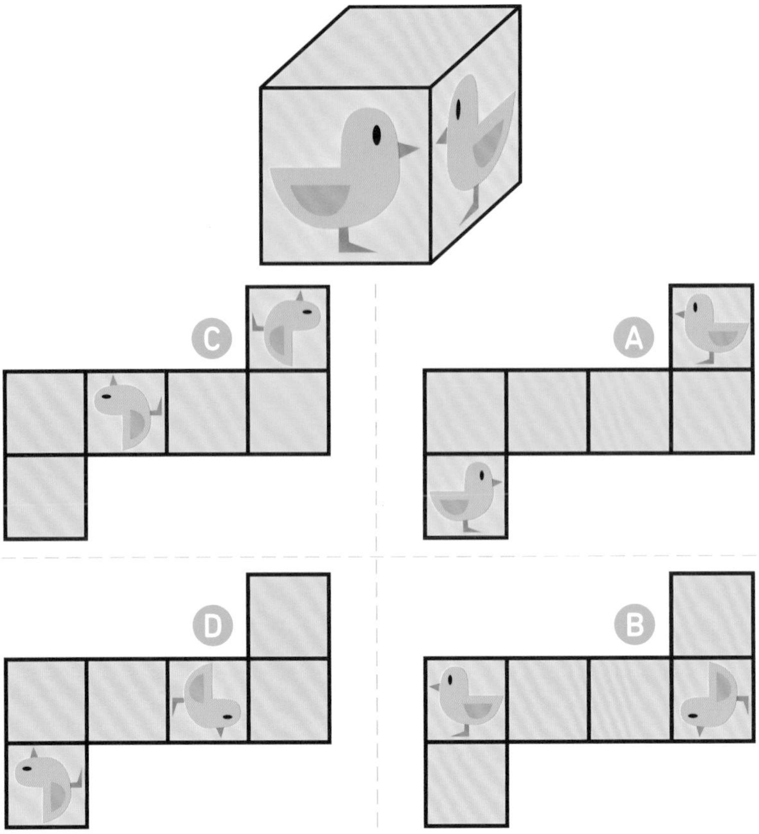

問題 8

6根火柴排成2個正三角形，再加上2根火柴，試著排出5個正三角形。

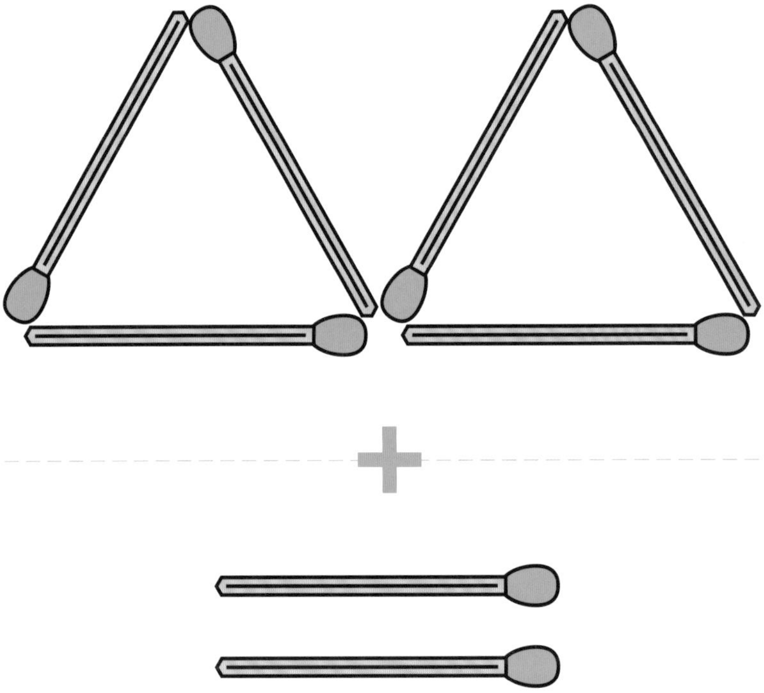

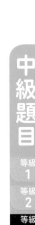

問題
9

紅色串珠的兩邊各有4顆黃色串珠，要如何在不取出黃色串珠的情況下，取出紅色串珠？

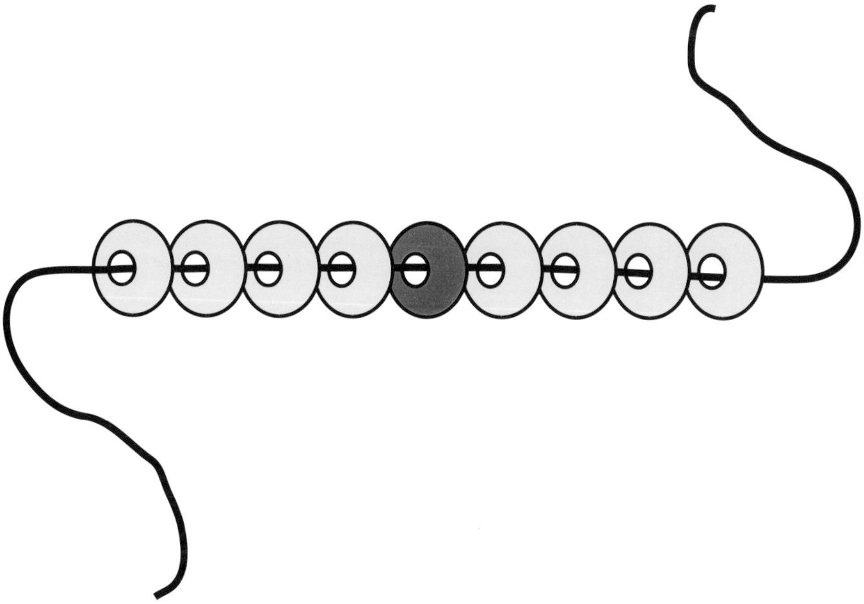

問題
10

在這個星形裡頭，共有幾個三角形？

A 8個

B 9個

C 10個

D 11個

答案

問題 1
答案：如圖所示

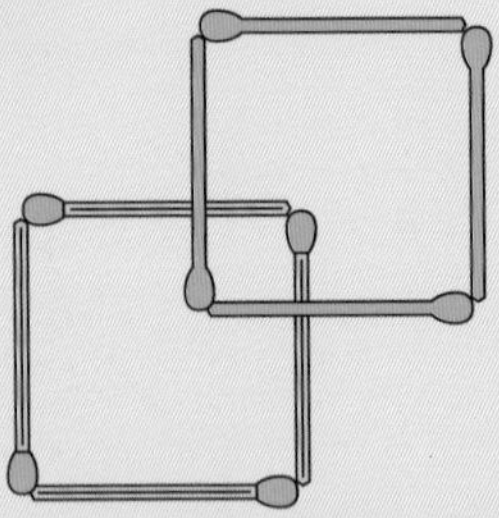

把4根火柴像上圖這樣擺放（擺放位置在右下角、左上角、左下角也算正確答案）。

問題 2
答案：E

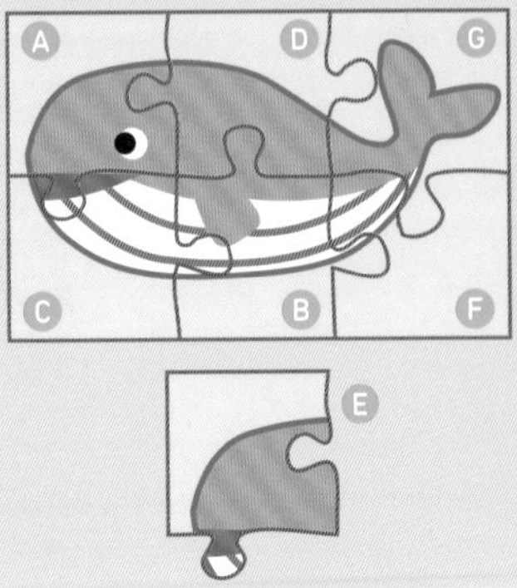
A
D
G
C
B
F
E

拼完如左上圖。

問題 3
答案：C

問題 4
答案：如圖所示

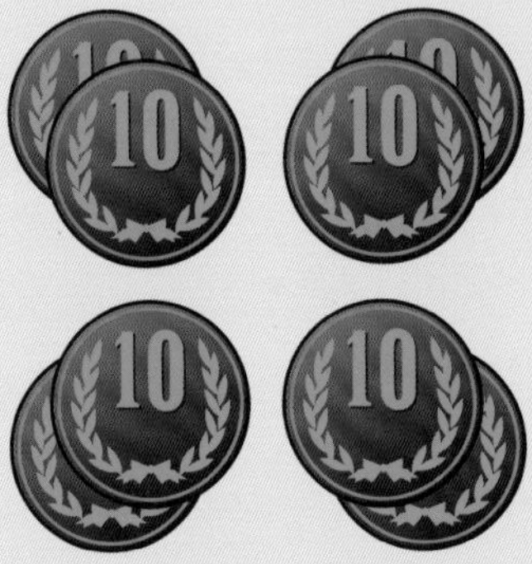
10
10
10
10

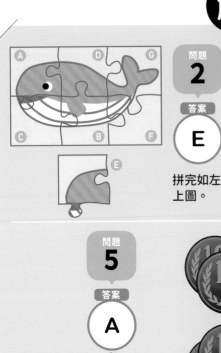

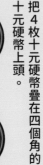

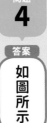

把4枚十元硬幣疊在四個角的十元硬幣上頭。

問題 5
答案：A 與 F

問題 6
答案：C

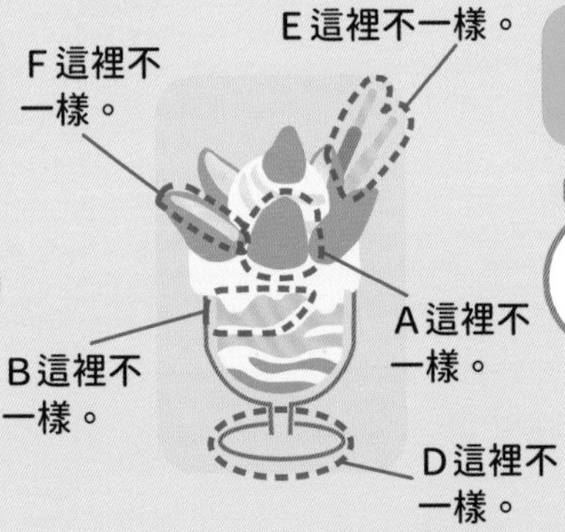
E這裡不一樣。
F這裡不一樣。
A這裡不一樣。
B這裡不一樣。
D這裡不一樣。

問題 7
答案：C

問題 8
答案：如圖所示

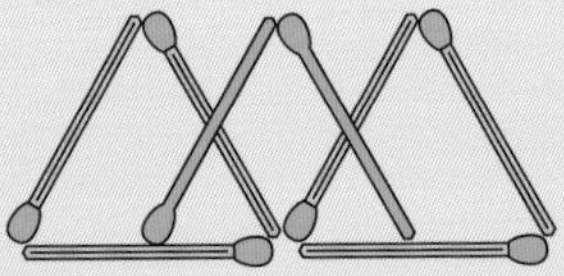

問題 9
答案：如圖所示

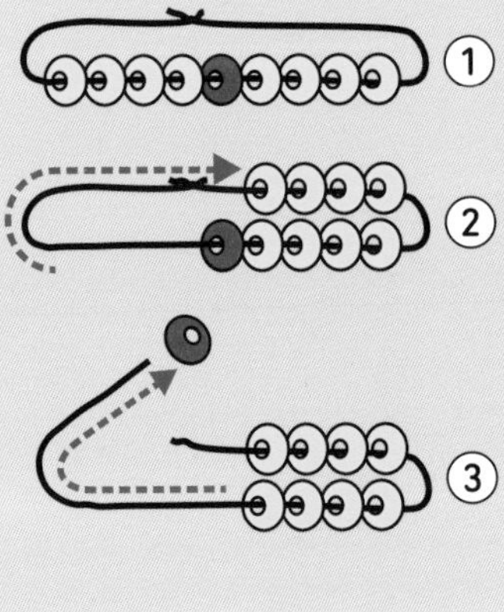
①
②
③

①先把線的兩端綁起來。②把4顆黃色串珠穿過結，讓紅色串珠跑到結旁邊。③把結解開，就能把紅色串珠拿出來了。

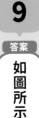

問題 10
答案：C

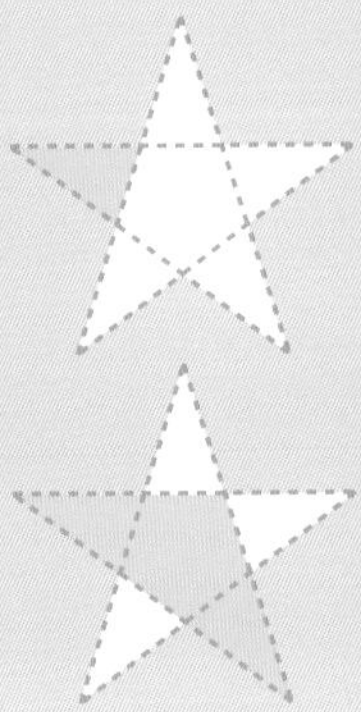

如左圖所示有2種三角形，每個方向各有一組，所以總共是10個。

中級題目

等級 1
等級 2
等級 3
等級 4
等級 5

問題 **1**

哪張圖和其他圖不同？

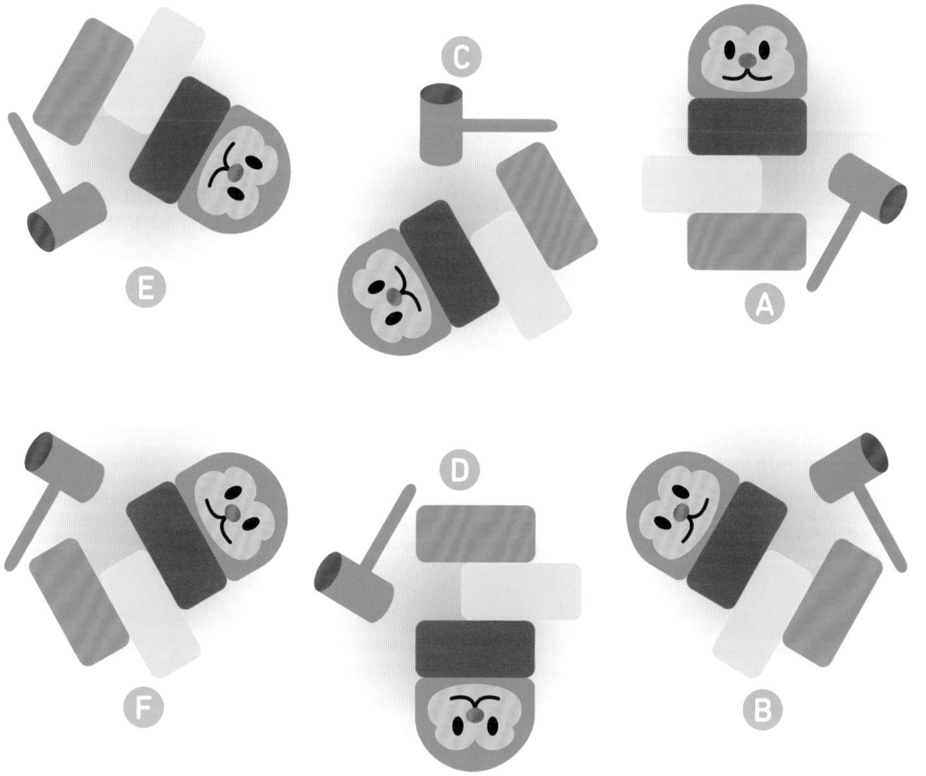

答案

問題 **2**

找出兩個完全相同的圖案。

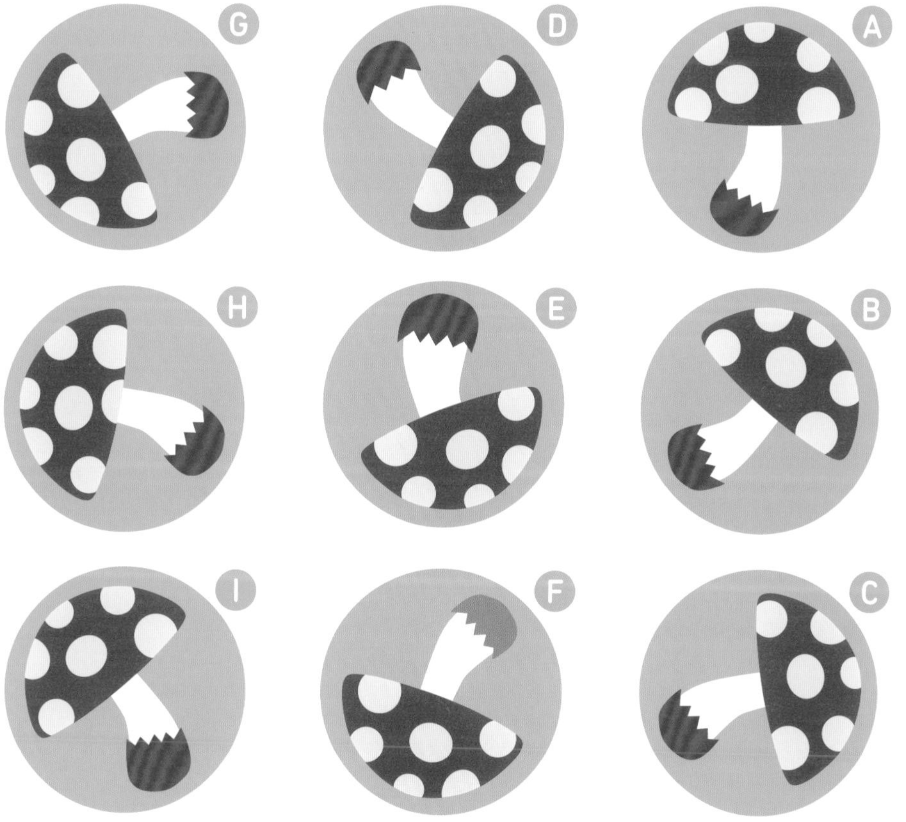

答案

與

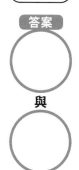

問題 3

7枚十元硬幣排成直、橫各4枚的圖案，試著移動其中2枚硬幣，使它變成直、橫各5枚硬幣。

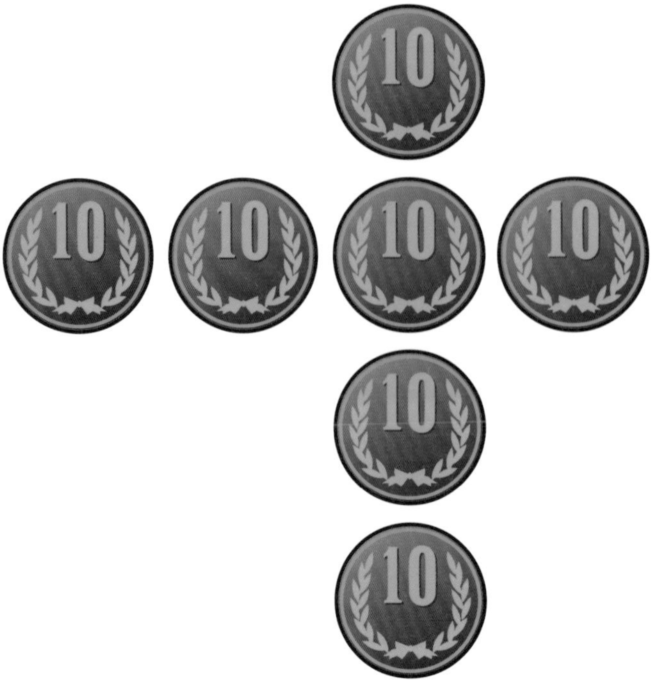

問題 4

哪張展開圖摺起來會變成上圖的正立方體？

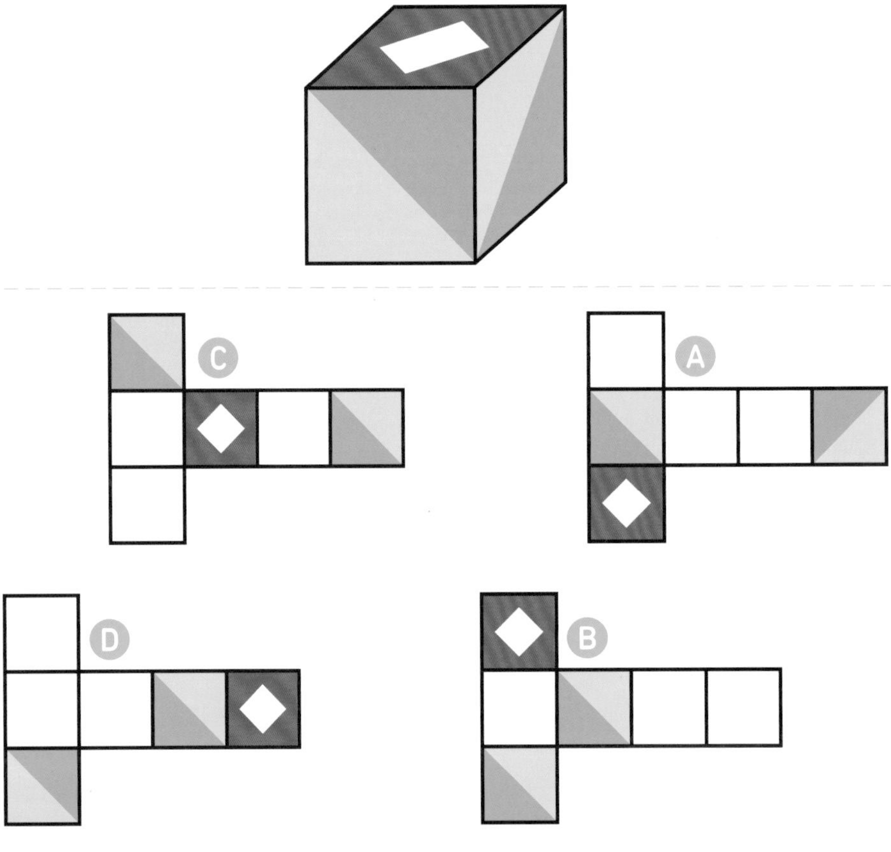

答案

問題
5

哪張圖和右圖完全相同？

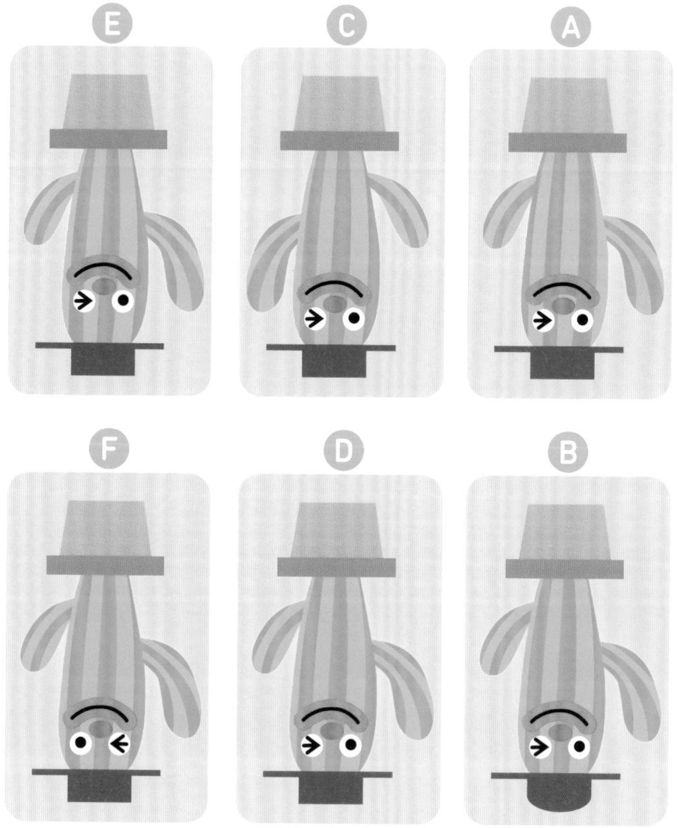

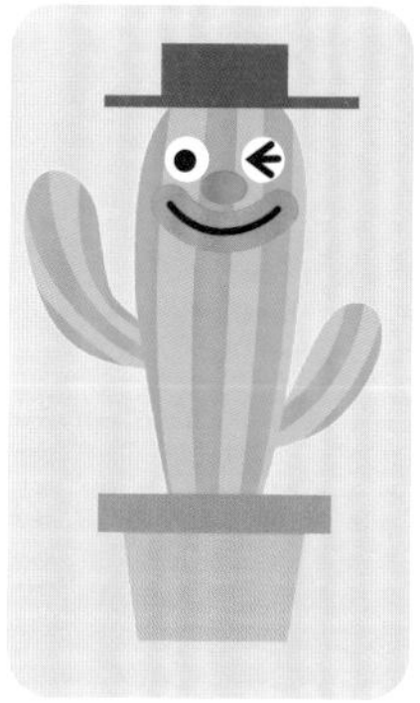

答案

問題
6

拼出上圖，哪一枚拼圖是多餘的？

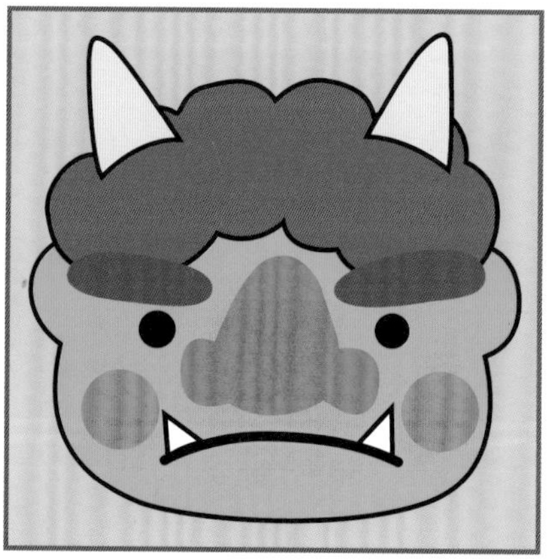

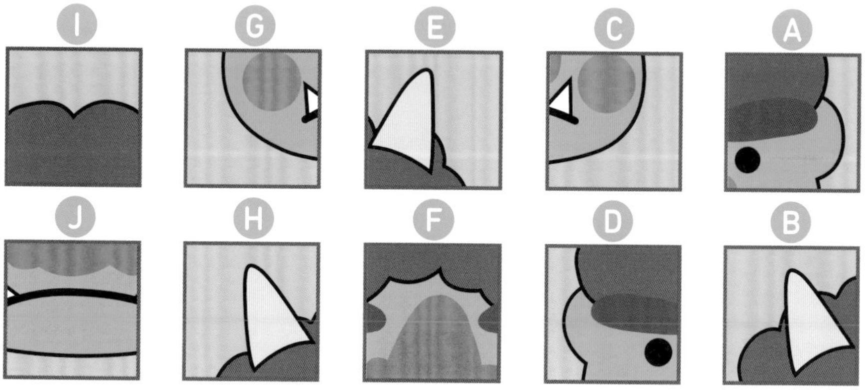

答案

中級題目
等級 1
等級 2
等級 3
等級 4
等級 5

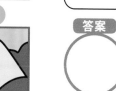

問題
7

16格的格子裡，擺放著許多白色棋子，試著移動1顆棋子，讓直排、橫排、斜排的棋子數量都是偶數。

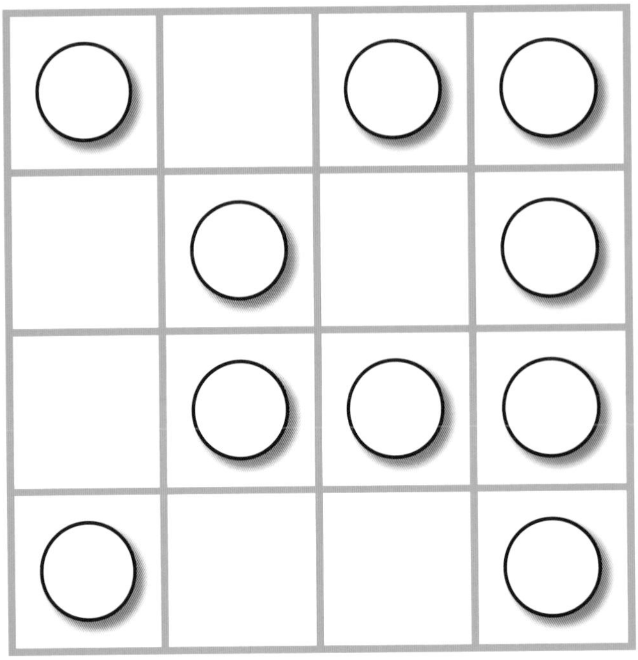

中級題目
等級1
等級2
等級3
等級4
等級5

問題
8

右邊是同一顆骰子的不同方向，哪張展開圖摺起來和這顆骰子不一樣？

答案

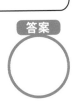

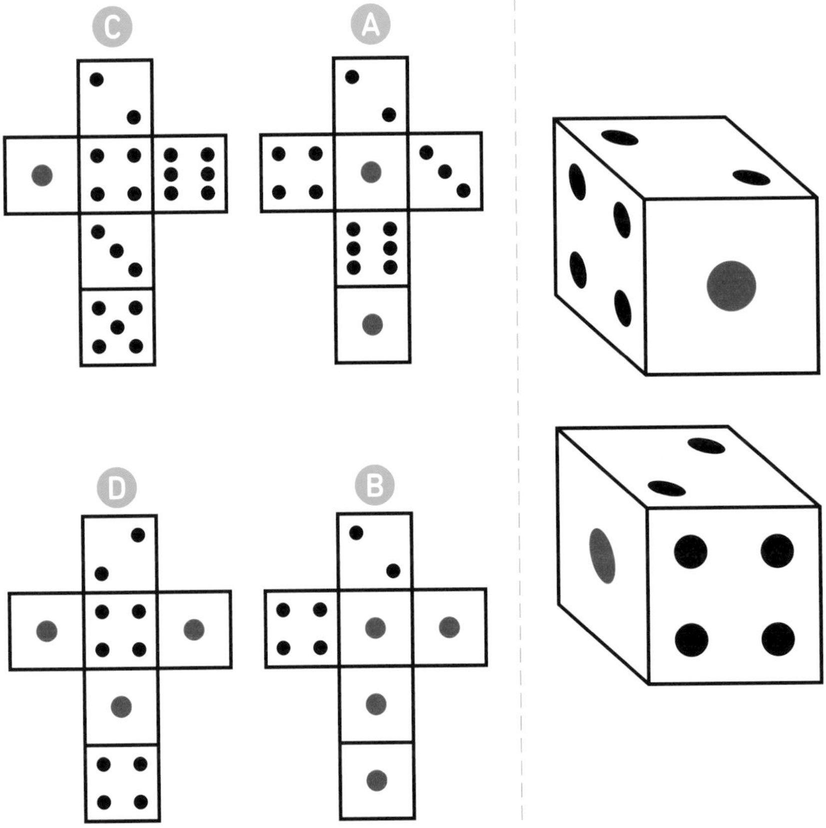

問題 9

使用9根火柴，可以排列成幾種三角形？注意，只計算平面的三角形，而且火柴不能折斷或多出來沒使用。此外，如果在旋轉或翻面之後會變成相同形狀，只能算1種三角形。

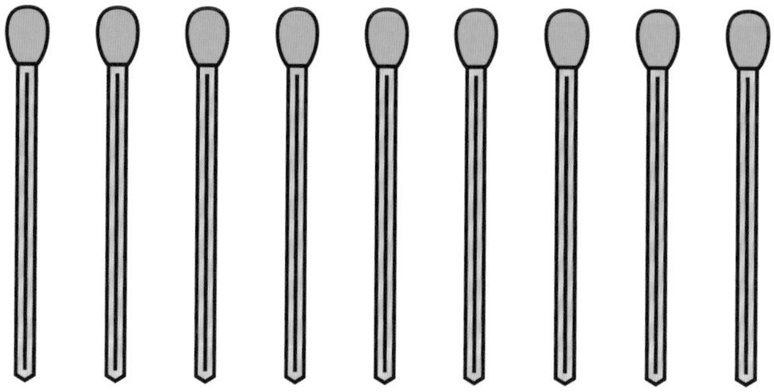

Ⓐ 1種　Ⓑ 2種　Ⓒ 3種　Ⓓ 4種

答案

問題 10

這裡有9個正方形，如果只塗黑其中1個，總共會有幾種變化？如果在旋轉或翻面之後會變成相同形狀，只能算1種變化。

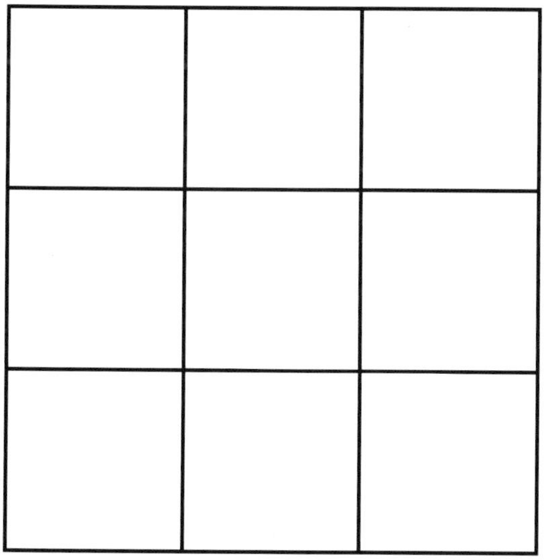

Ⓐ 1種　Ⓑ 2種　Ⓒ 3種　Ⓓ 4種

答案

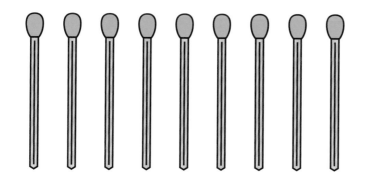

解答 中級題目・等級4

問題 1

答案 F

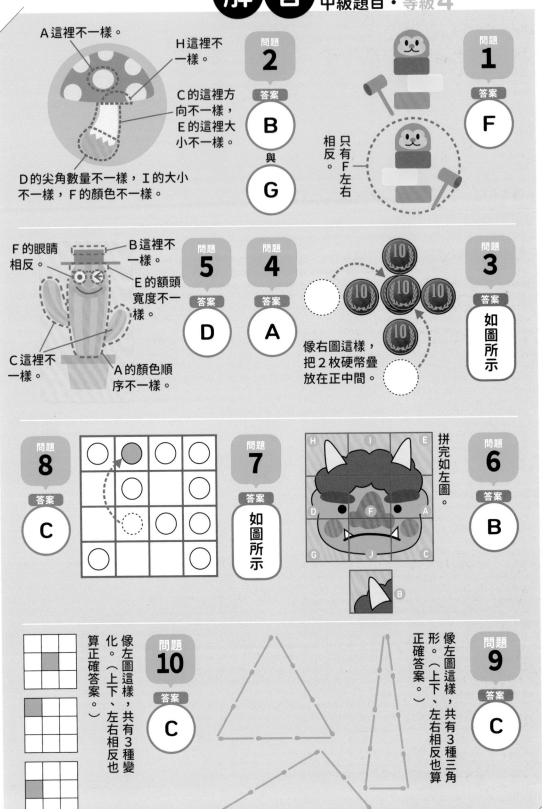

只有F左右相反。

問題 2

答案 B 與 G

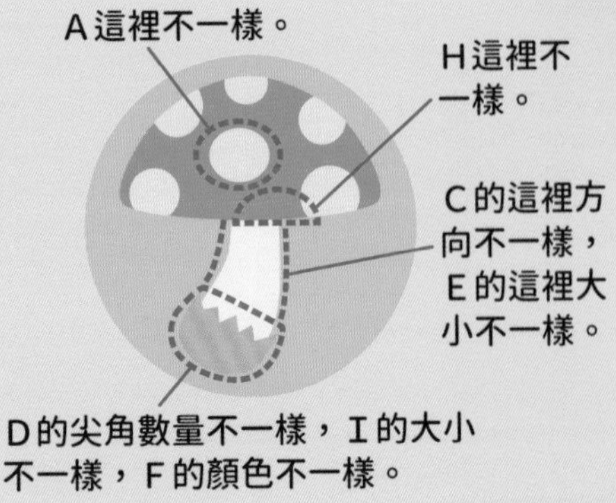
A這裡不一樣。
H這裡不一樣。
C的這裡方向不一樣，E的這裡大小不一樣。
D的尖角數量不一樣，I的大小不一樣，F的顏色不一樣。

問題 3

答案 如圖所示

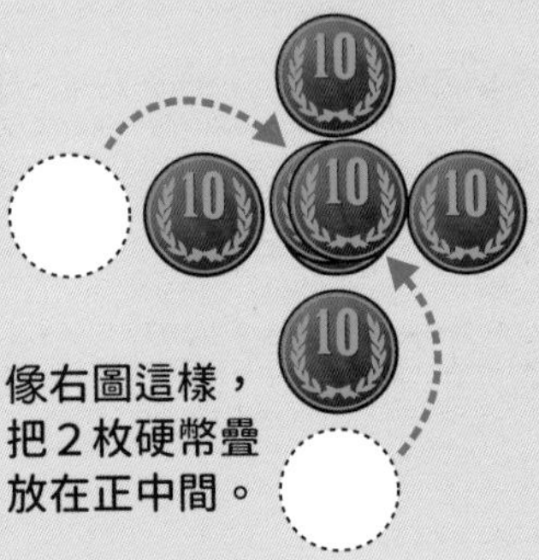
10
10
10
10
10

像右圖這樣，把2枚硬幣疊放在正中間。

問題 4

答案 A

問題 5

答案 D

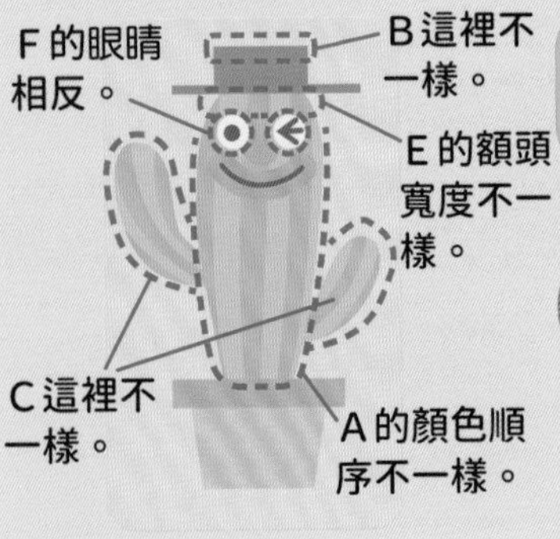
F的眼睛相反。
B這裡不一樣。
E的額頭寬度不一樣。
C這裡不一樣。
A的顏色順序不一樣。

問題 6

答案 B

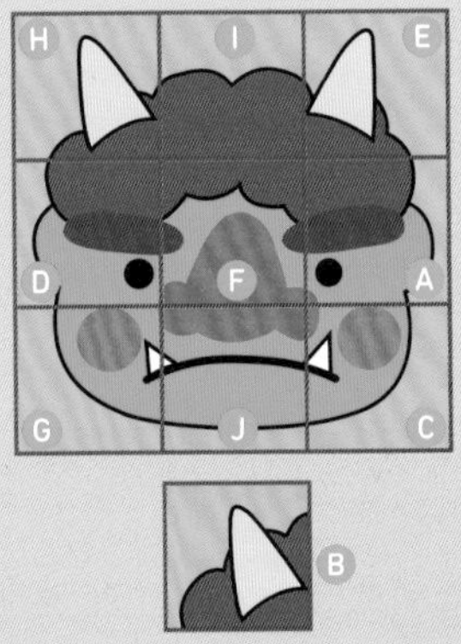
H
I
E
D
F
A
G
J
C
B

拼完如左圖。

問題 7

答案 如圖所示

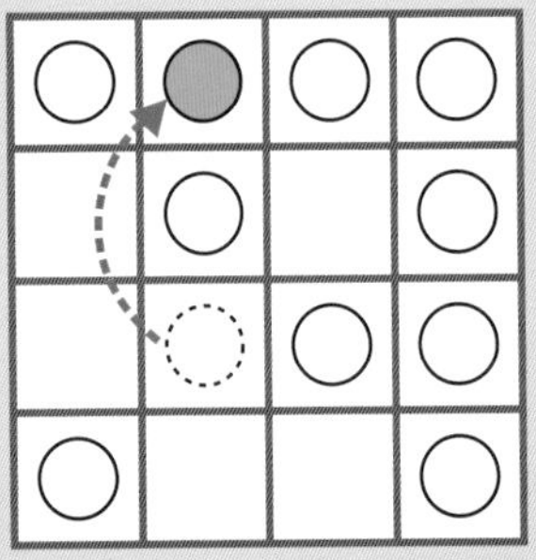

問題 8

答案 C

問題 9

答案 C

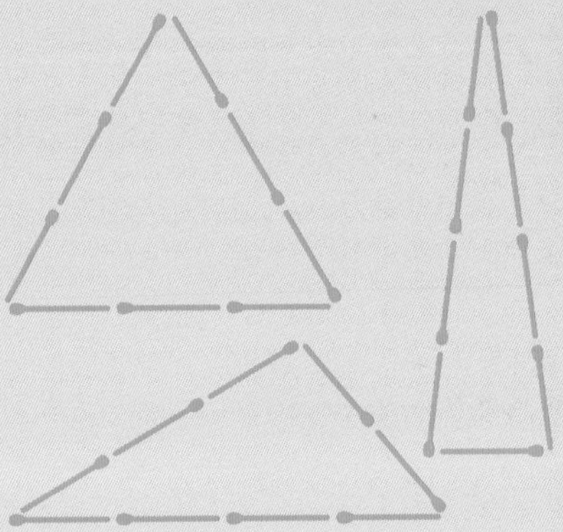

像左圖這樣，共有3種三角形。（上下、左右相反也算正確答案。）

問題 10

答案 C

像左圖這樣，共有3種變化。（上下、左右相反也算正確答案。）

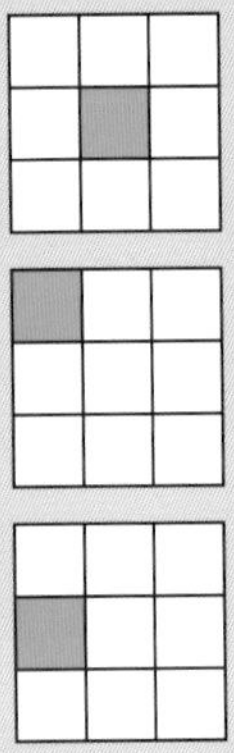

問題 1

哪張圖和右圖完全相同？

答案

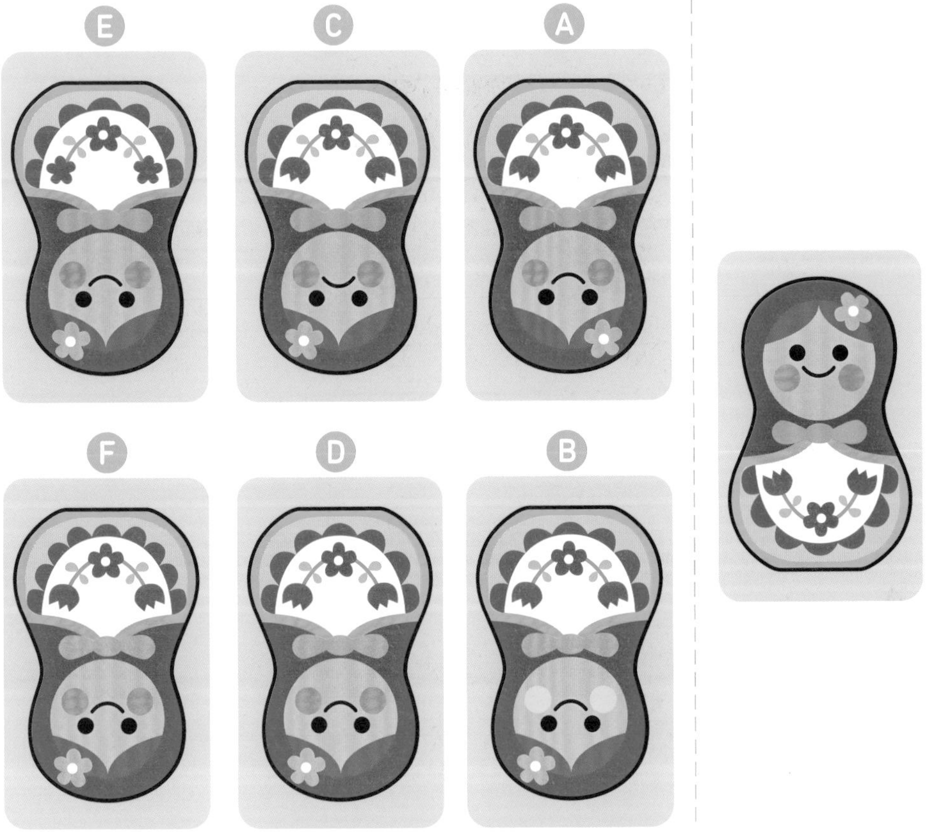
E
C
A
F
D
B

問題 2

拼出上圖，哪一枚拼圖是多餘的？

答案

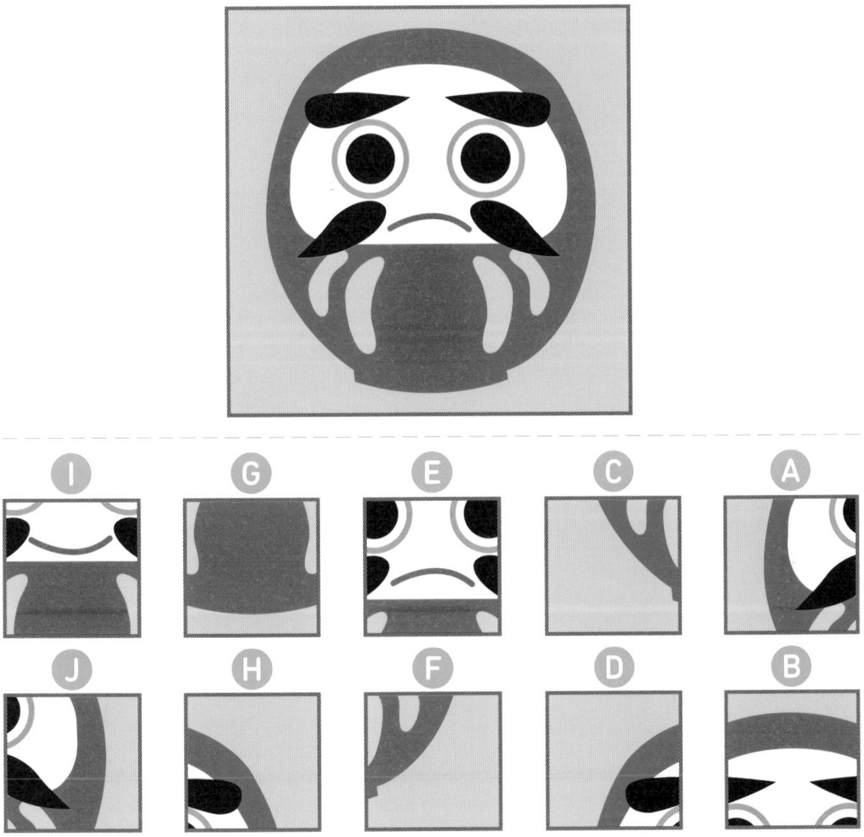
I
G
E
C
A
J
H
F
D
B

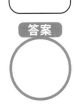

問題 3

16根火柴排成了3個大小不一的正方形，試著只移動4根火柴，排出大小相同的5個正方形。

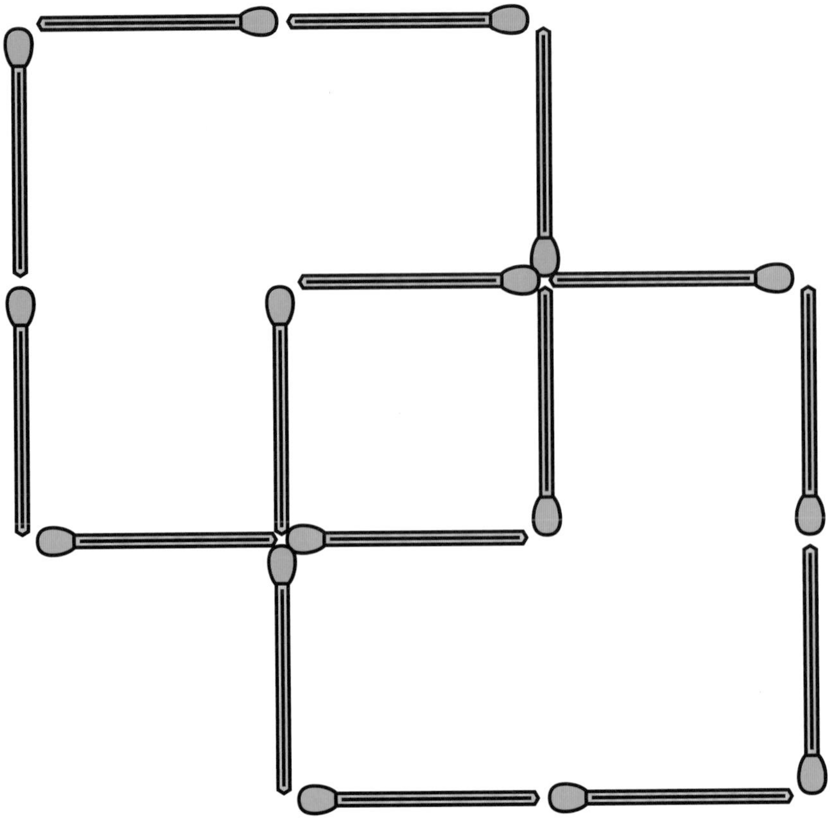

問題 4

哪張圖和右圖完全相同？

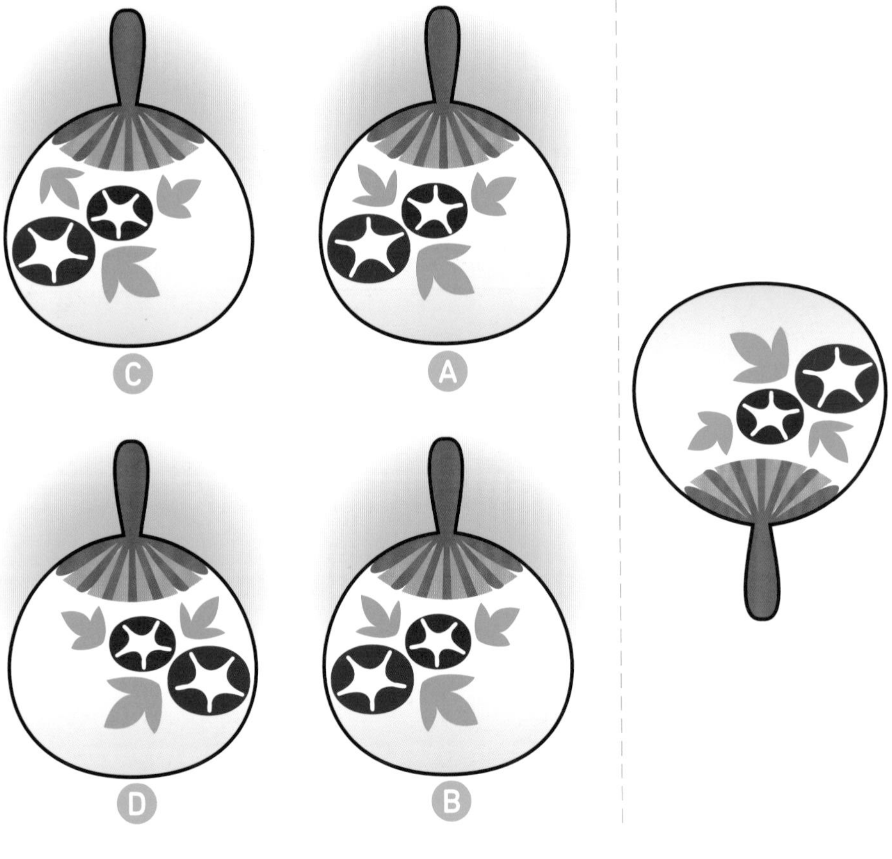

答案

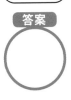

問題5

把4個直角三角形組合成2個正方形。

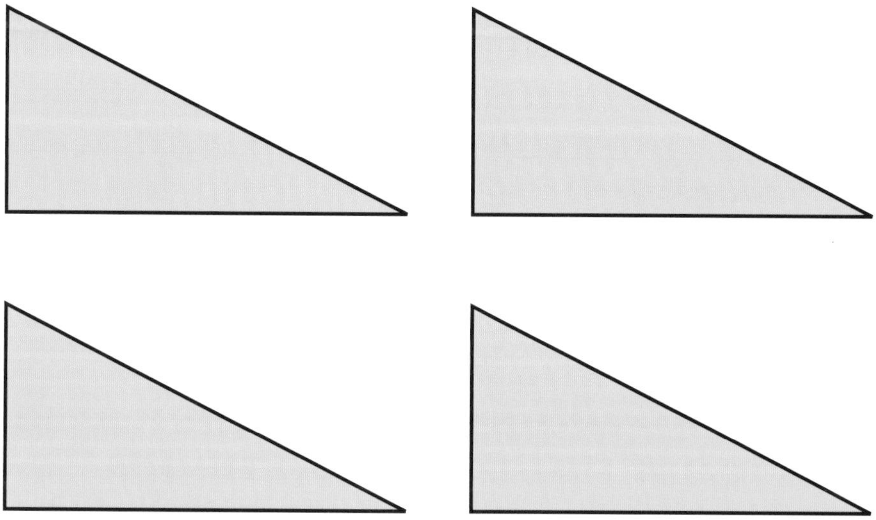

問題6

找出兩組完全相同的表情符號。

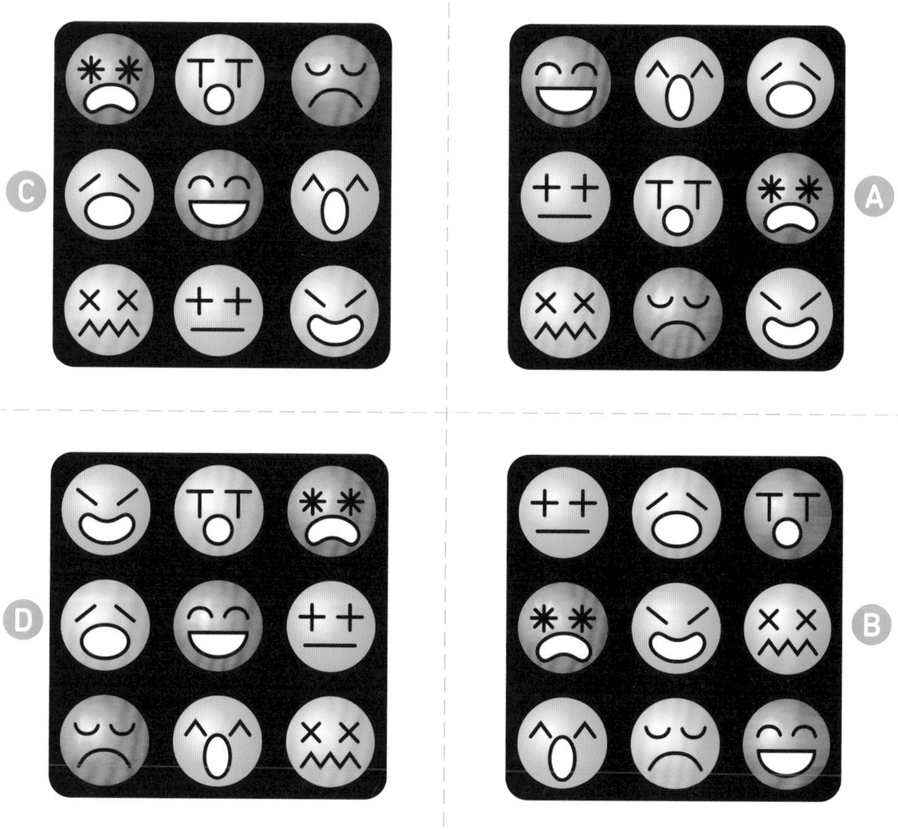

答案

與

問題
7

使用8根火柴，可以排列成幾種三角形？注意，只計算平面的三角形，而且火柴不能折斷或多出來沒使用。此外，如果在旋轉或翻面之後會變成相同形狀，只能算1種三角形。

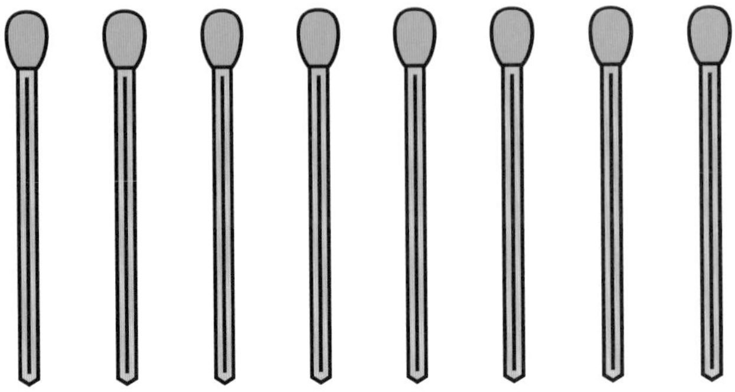

Ⓐ 1種

Ⓑ 2種

Ⓒ 3種

Ⓓ 4種

答案

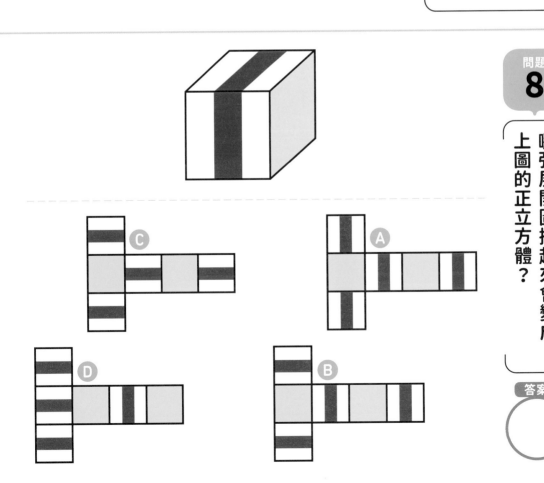

問題
8

哪張展開圖摺起來會變成上圖的正立方體？

Ⓐ

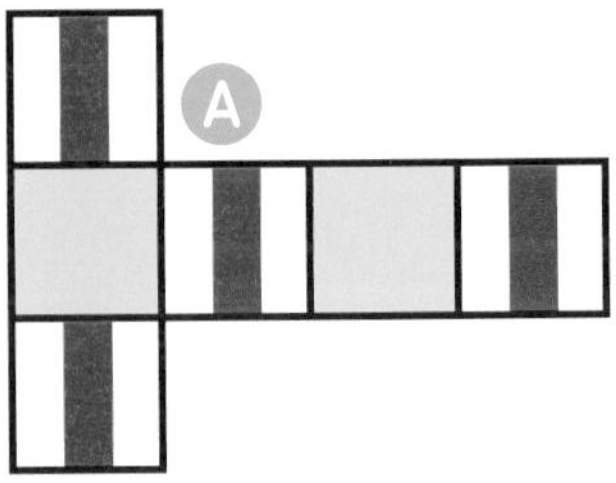

Ⓑ

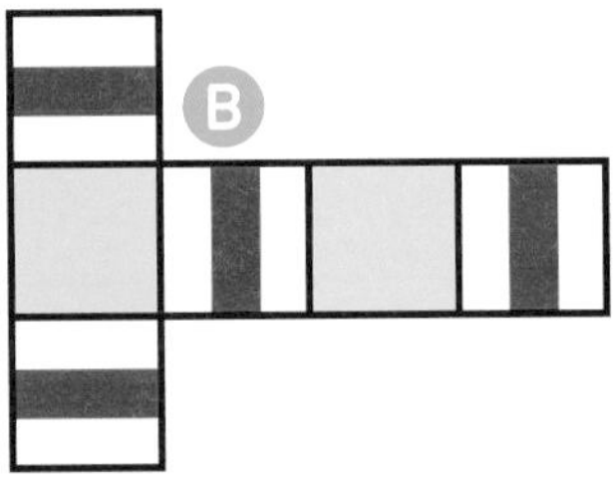

Ⓒ

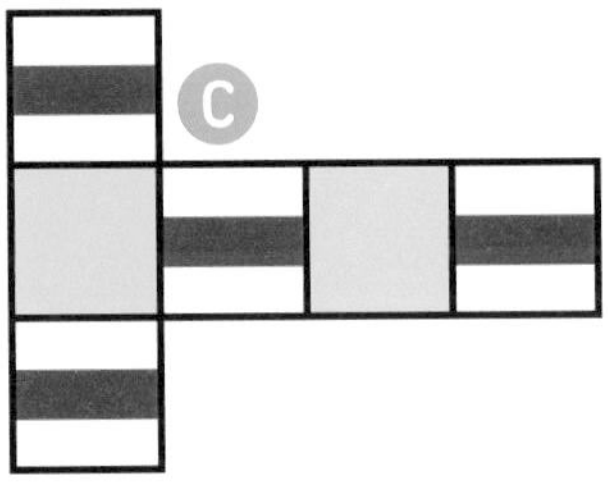

Ⓓ

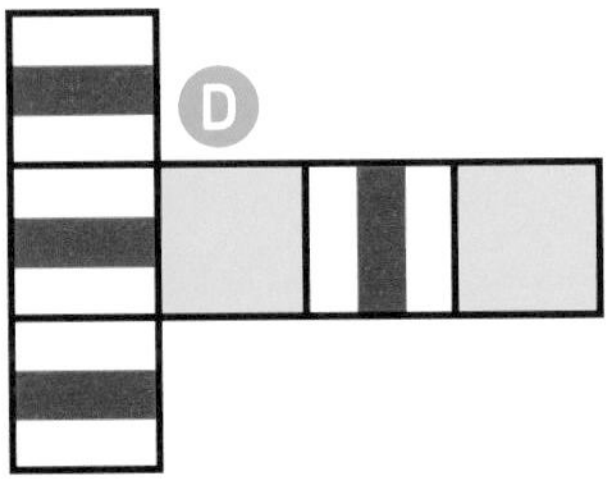

答案

問題 9

把一張正方形的色紙摺了兩摺之後攤開，摺痕會是什麼樣子？

答案

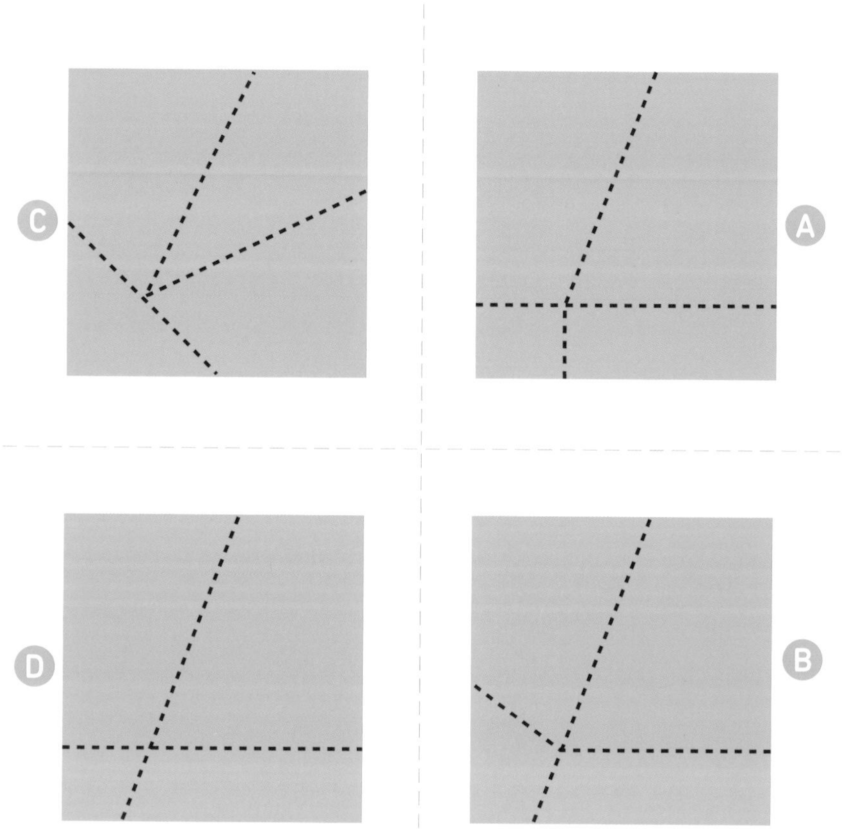

問題 10

把正方形土地分配給兄弟4人，每個人都必須得到大小相同的土地，而且每塊土地都必須與其他3人的土地相鄰，應該怎麼切割？注意，只能沿著虛線切割。

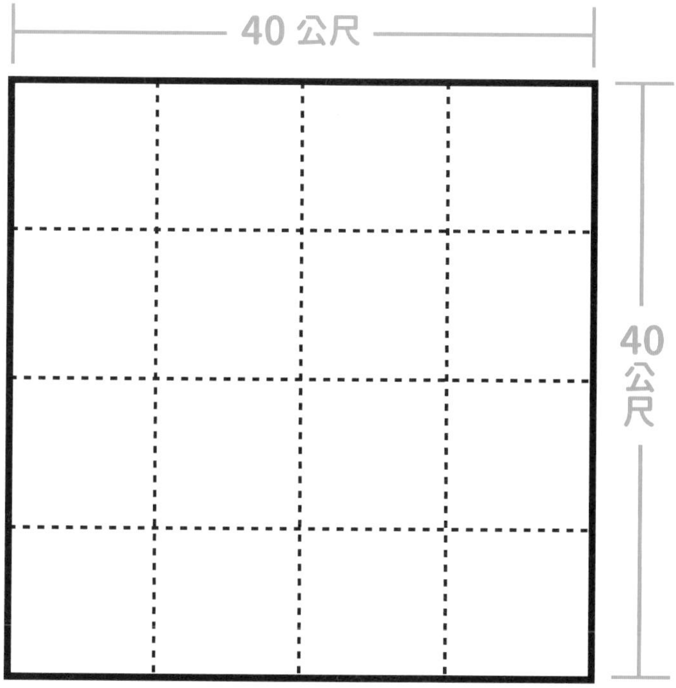

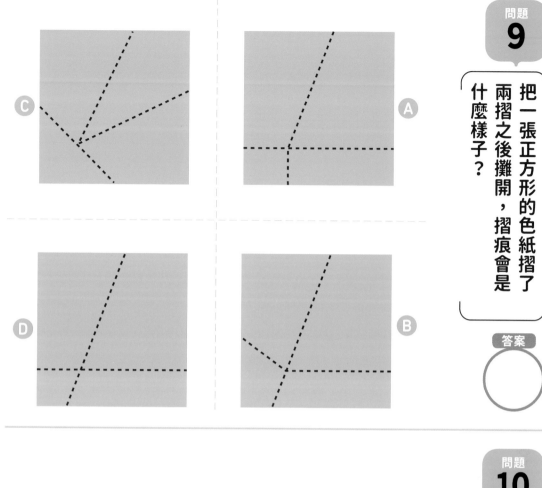

問題 1
答案 D

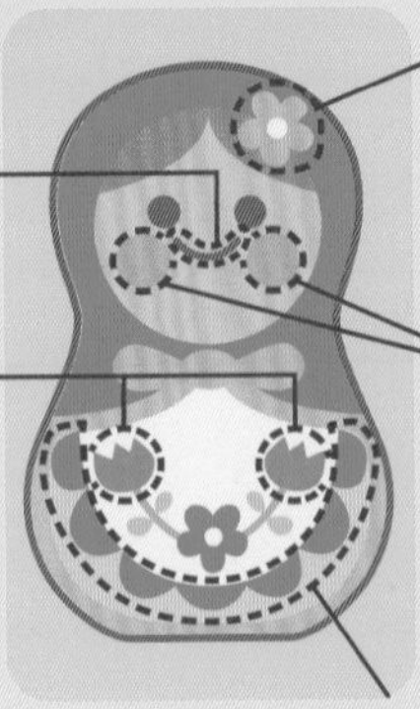
A這裡不一樣。
B這裡不一樣。
C這裡不一樣。
E這裡不一樣。
F這裡不一樣。

問題 2
答案 I

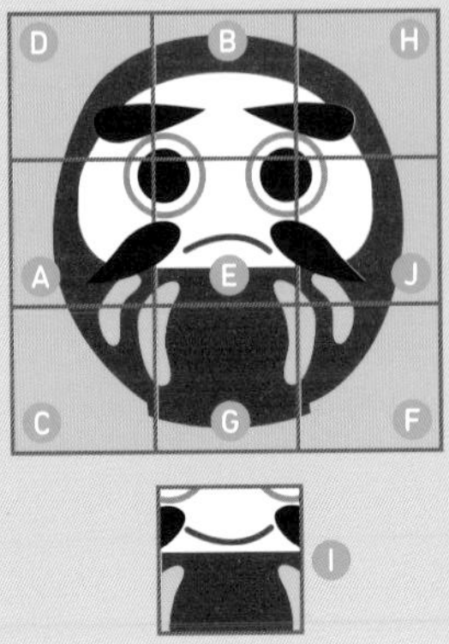
D
B
H
A
E
J
C
G
F
I

拼完如左圖。

問題 3
答案 如圖所示

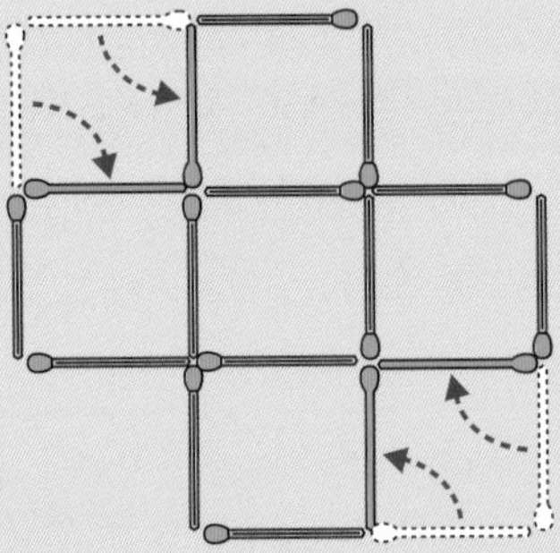

問題 4
答案 B

D的圖畫左右相反。
A這裡不一樣。
C這裡不一樣。

問題 5
答案 如圖所示

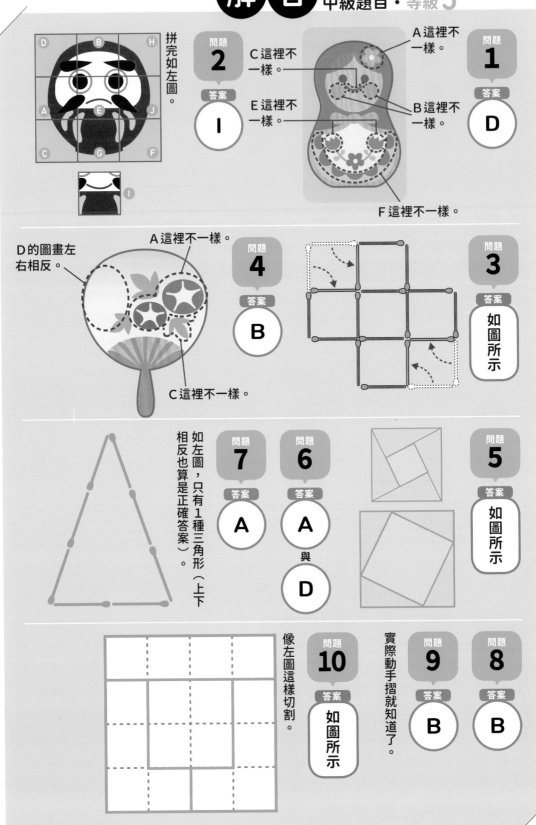

問題 6
答案 A 與 D

問題 7
答案 A

如左圖，只有1種三角形（上下相反也算是正確答案）。

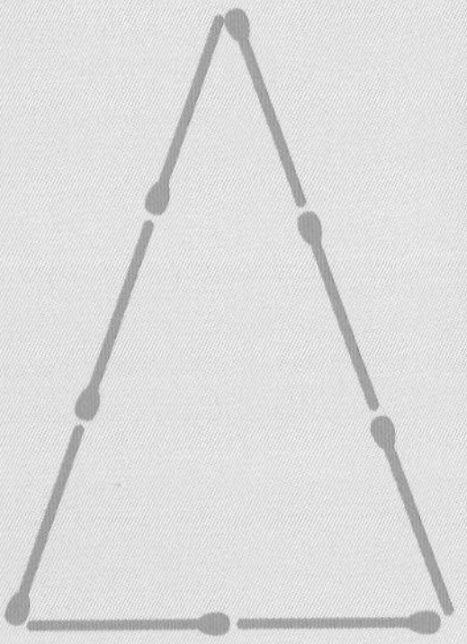

問題 8
答案 B

問題 9
答案 B

實際動手摺就知道了。

問題 10
答案 如圖所示

像左圖這樣切割。

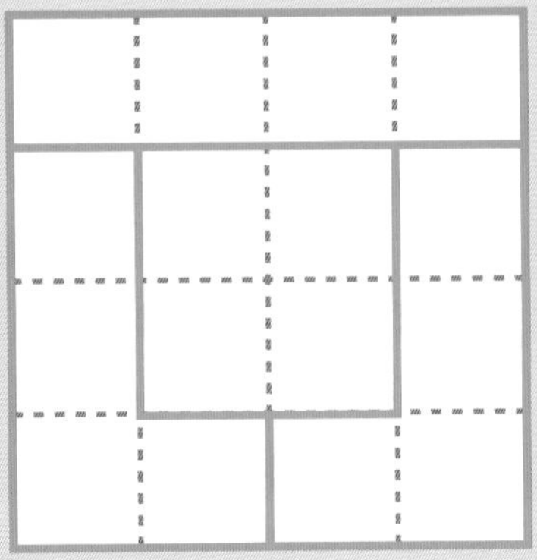

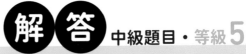

高級題目

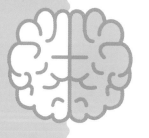

腦力評分表

各等級
限時5分鐘
(合計25分鐘)

第3次

	答對題數
等級 1	
等級 2	
等級 3	
等級 4	
等級 5	
合計	

第2次

	答對題數
等級 1	
等級 2	
等級 3	
等級 4	
等級 5	
合計	

第1次

	答對題數
等級 1	
等級 2	
等級 3	
等級 4	
等級 5	
合計	

右腦能力檢測結果

答對題數	腦力值
46 ～ 50	165
41 ～ 45	157
36 ～ 40	149
31 ～ 35	141
26 ～ 30	133
21 ～ 25	125
16 ～ 20	117
11 ～ 15	109
06 ～ 10	101
01 ～ 05	93

等級

你的右腦超優秀！	157 ～ 165
你的右腦非常棒。	141 ～ 149
你的右腦和大家差不多。	125 ～ 133
再加把勁會更好。	109 ～ 117
每天都要做練習哦！	101 以下

問題 1

哪張圖和其他圖不同？

答案

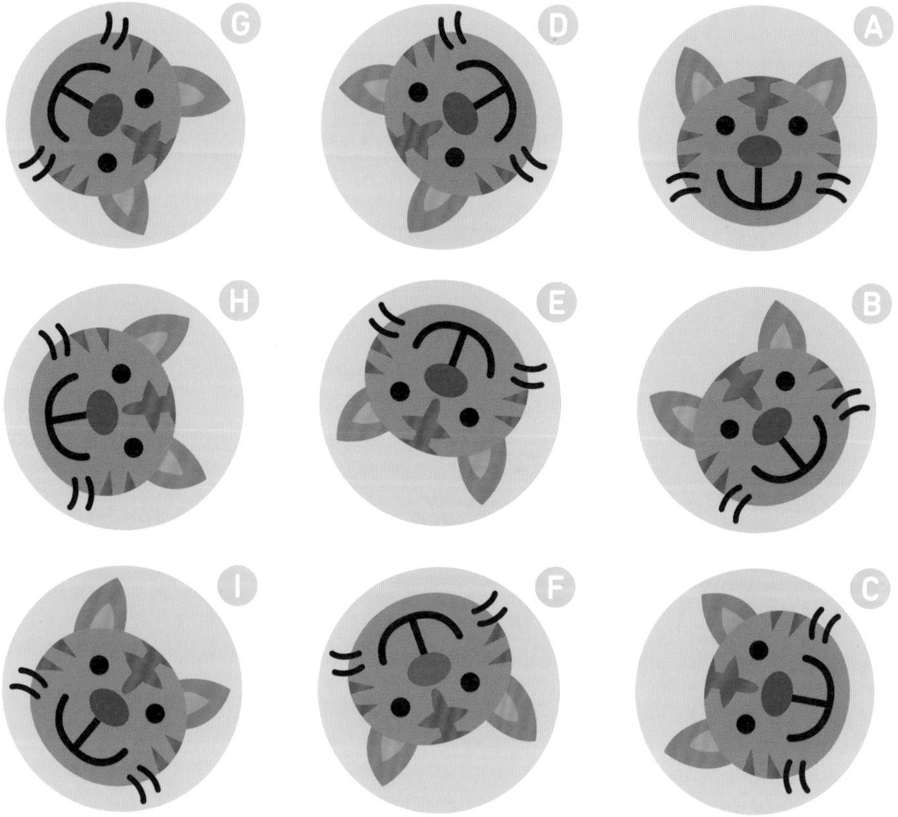

問題 2

哪個水龍頭沒關？只能用眼睛看，不能使用手指或其他工具輔助。

答案

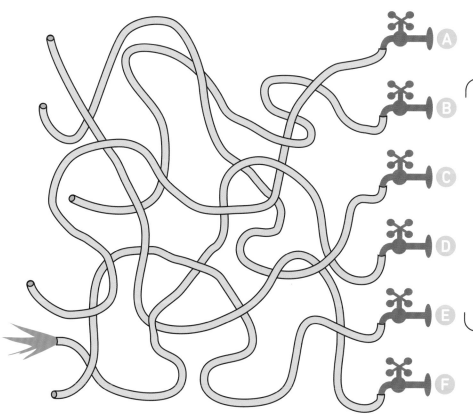

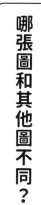

問題
3

把6個圓盤的排列從三角形變成六邊形，至少要移動幾個圓盤？

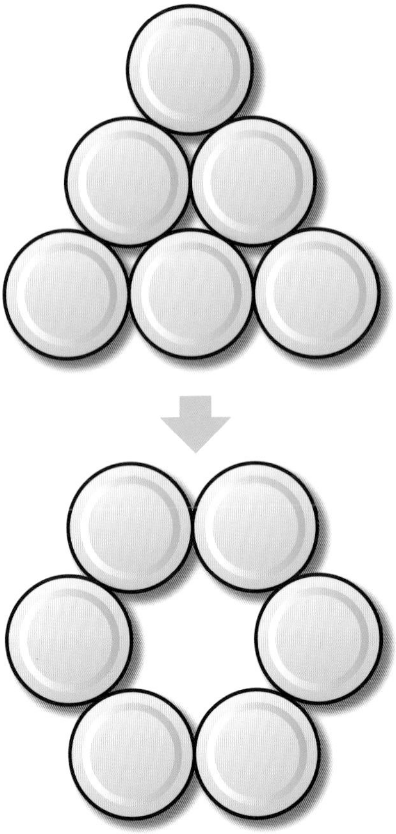

A 2個

B 3個

C 4個

D 5個

答案

問題
4

把正方形色紙如圖示摺起，再剪下一小塊，攤開色紙，會變成什麼形狀？

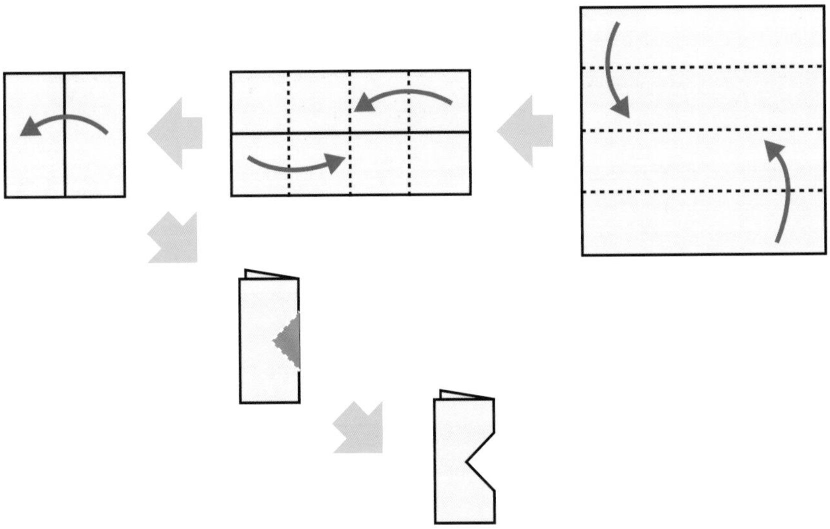

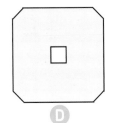

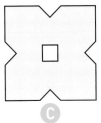

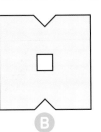

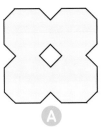

D　C　B　A

答案

問題 5

從哪個入口進入迷宮，才能走到兔子的位置？

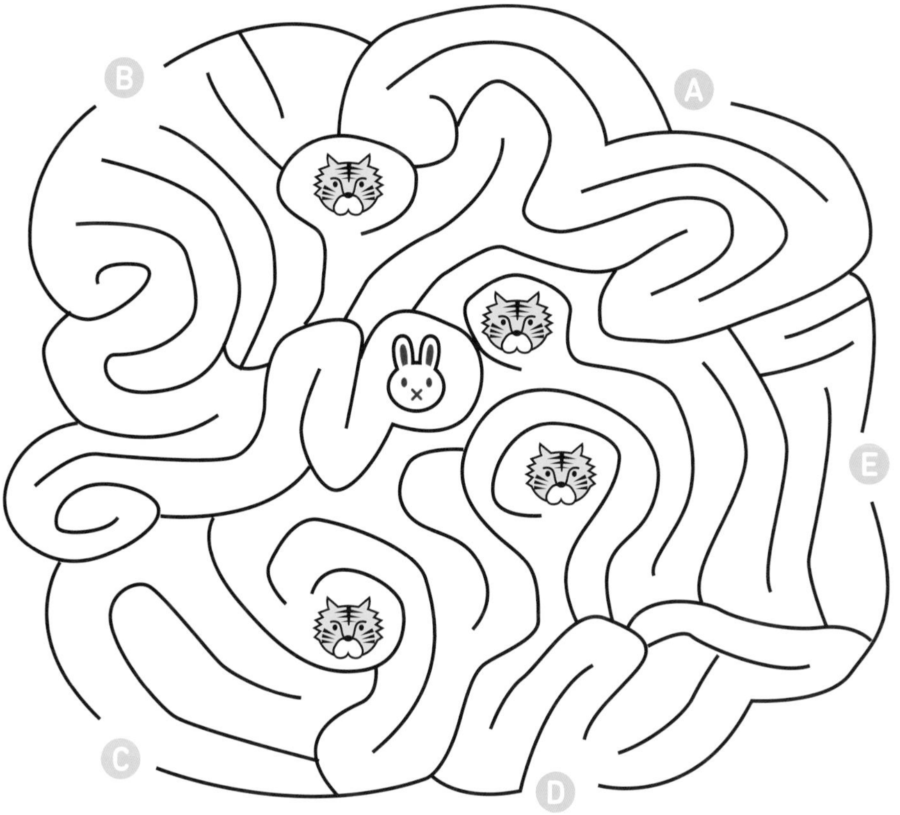

答案

問題 6

12根火柴排列成6個正三角形，試著只移動4根火柴，讓圖案變成3個正三角形。注意，不能有火柴多出來沒使用。

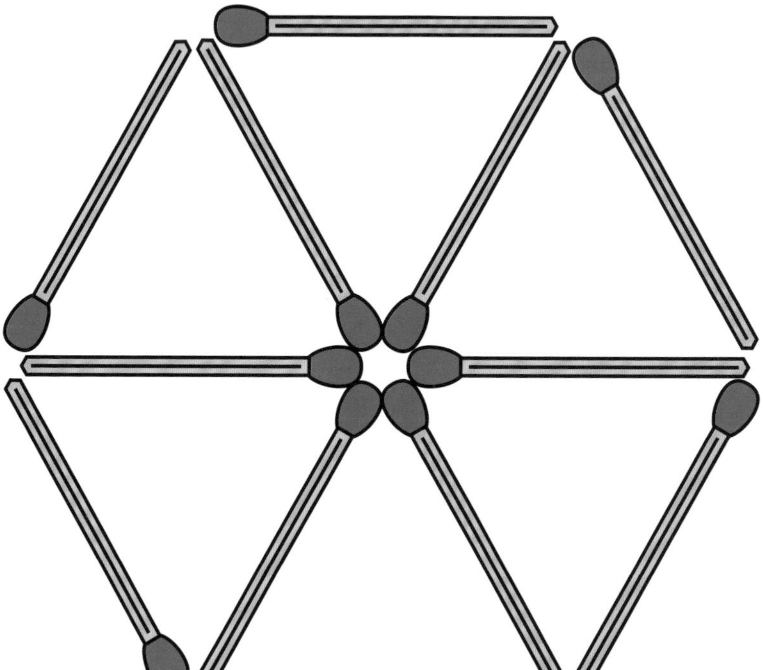

問題 7

？的位置應該是什麼圖案？

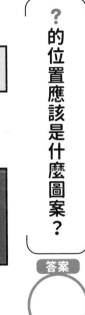

答案

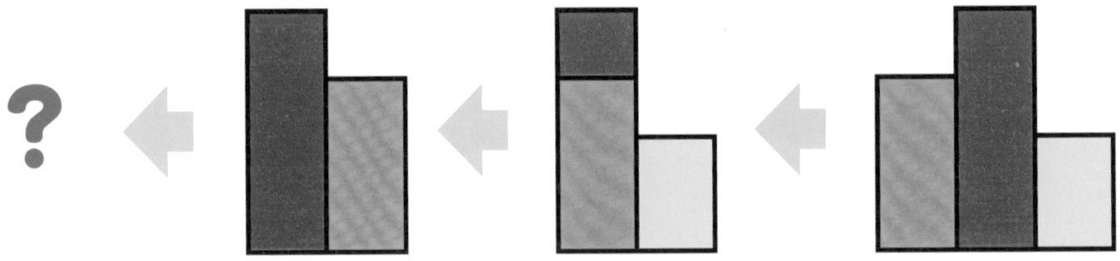

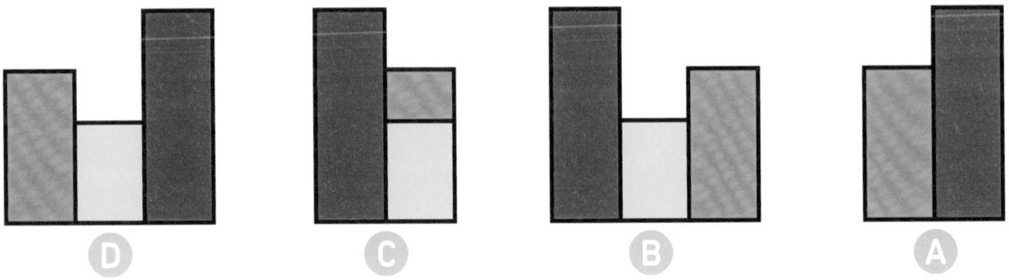

問題 8

這4個圖案中，只有1個無法一筆畫完，是哪個圖案？

答案

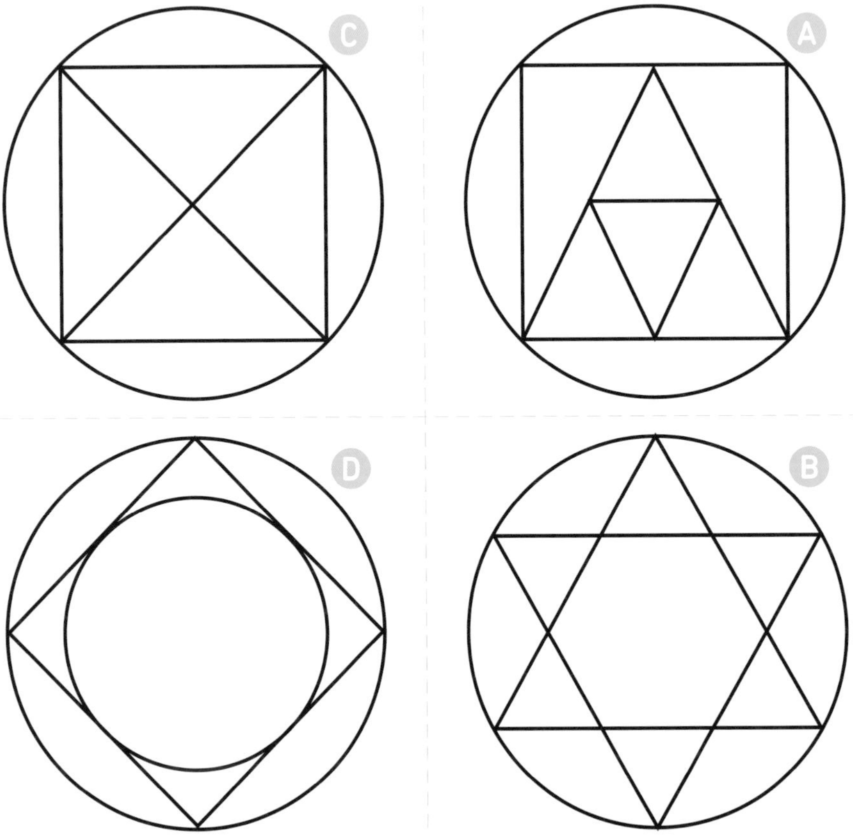

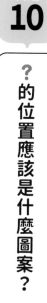

問題 9

試著推移2個藍色圓盤，讓排列方式變成4個紅色圓盤排成一列，4個藍色圓盤排成一列。

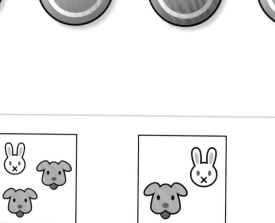

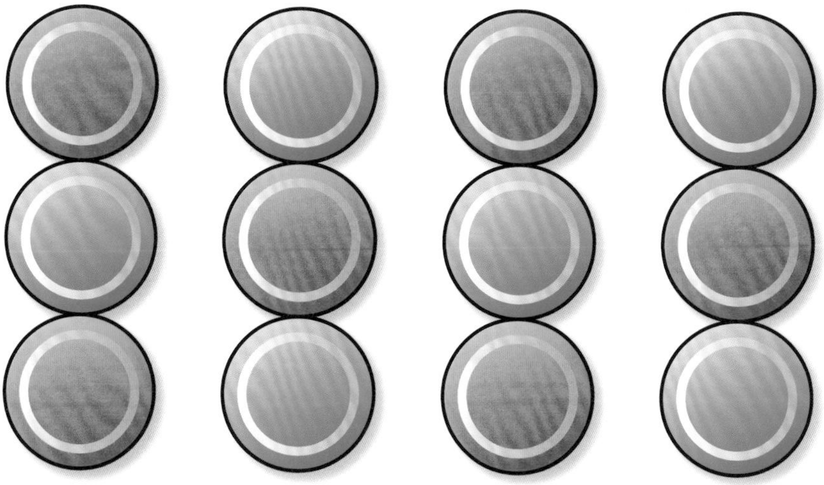

問題 10

?的位置應該是什麼圖案？

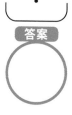

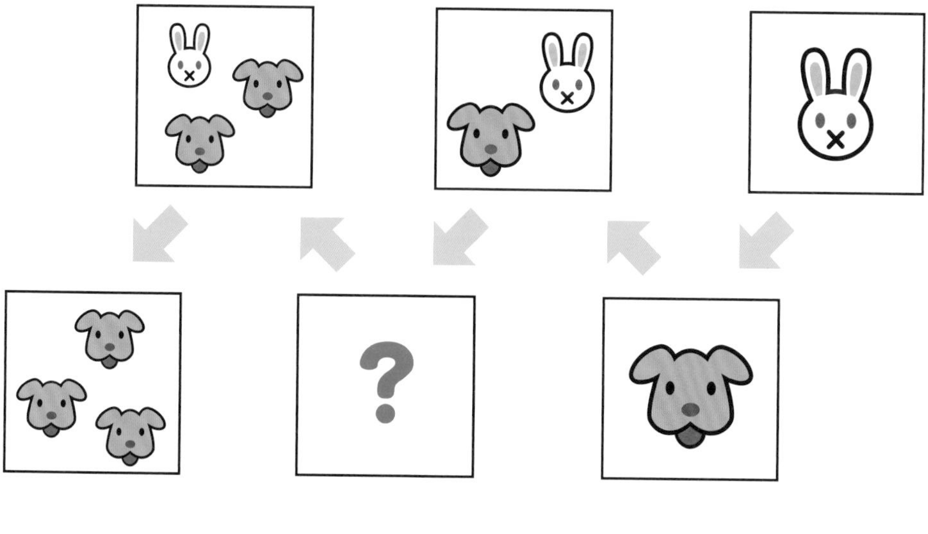

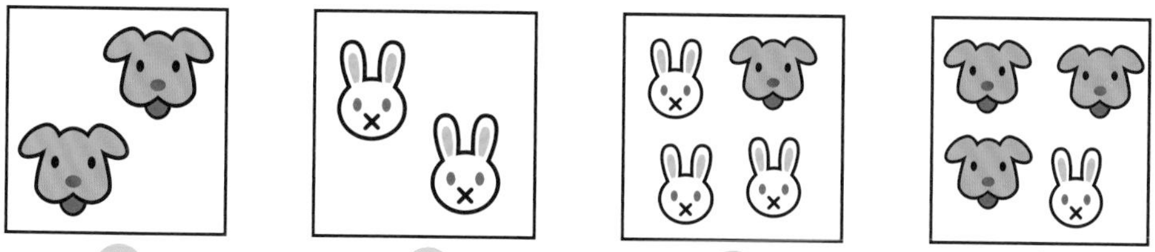

D　C　B　A

答案

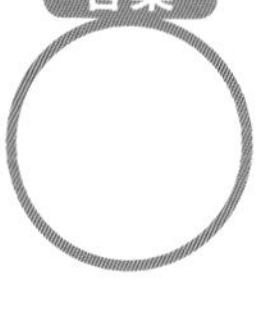

問題 1

答案 F

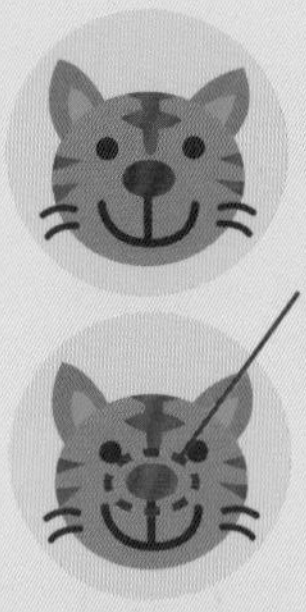

只有F這裡不一樣。

問題 2

答案 D

問題 3

答案 A

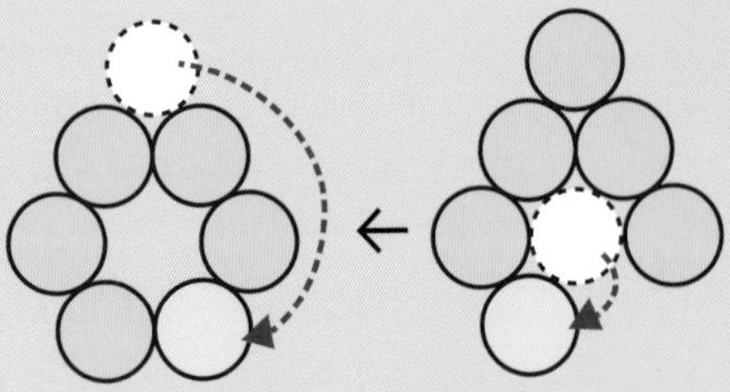

像上圖這樣，只要移動２個圓盤。

問題 4

答案 A

問題 5

答案 B

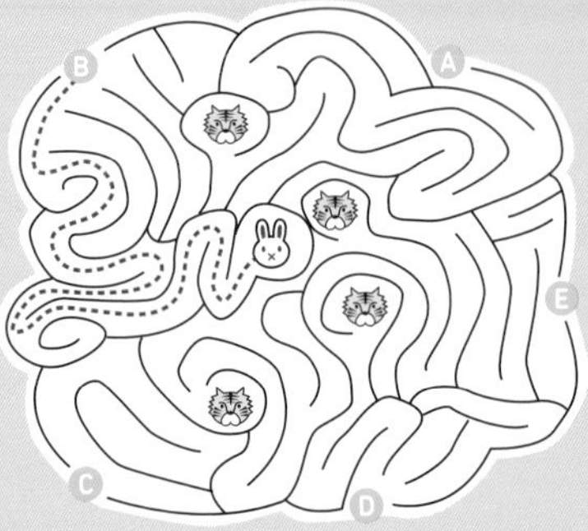

問題 6

答案 如圖所示

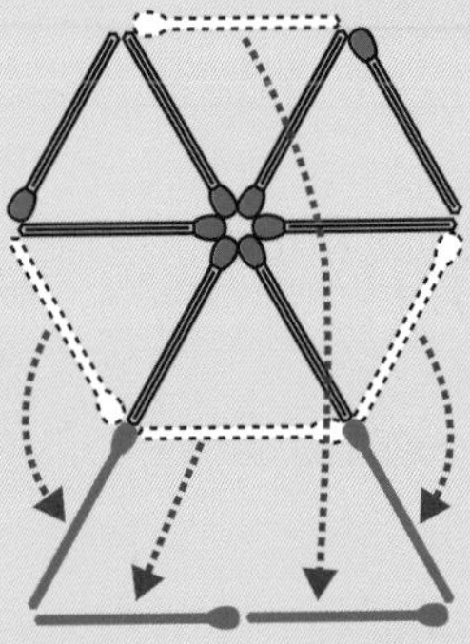

會變成２個小正三角形，和１個大正三角形（上下相反也算正確答案）。

問題 7

答案 B

本組圖的規律是最左邊的粉紅色長方形依序移動到右邊兩個長方形的前面。在第３張圖裡，最矮的黃色長方形被移動過來的粉紅色長方形蓋住了。

問題 8

答案 C

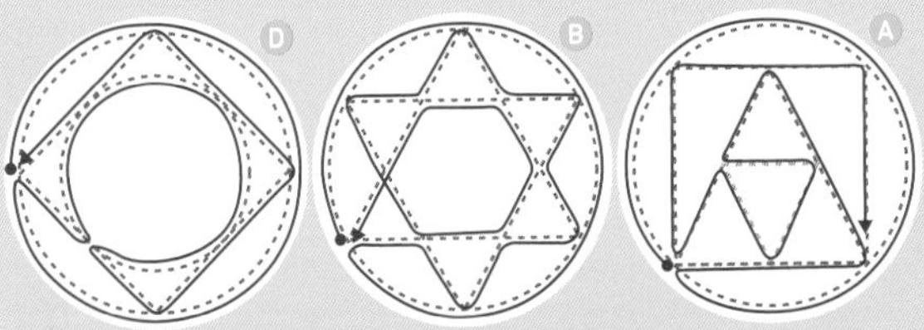

A、B、D可以像上圖這樣一筆畫完。像C那樣，有超過２個奇數點的圖形無法一筆畫完。

※編注：當交點為奇數條線段匯集而成，便稱為奇數點；反之則為偶數點。

問題 9

答案 如圖所示

像左圖這樣，把２個藍色圓盤分別往下推，就可以讓紅色和藍色圓盤各排列成４個一列。

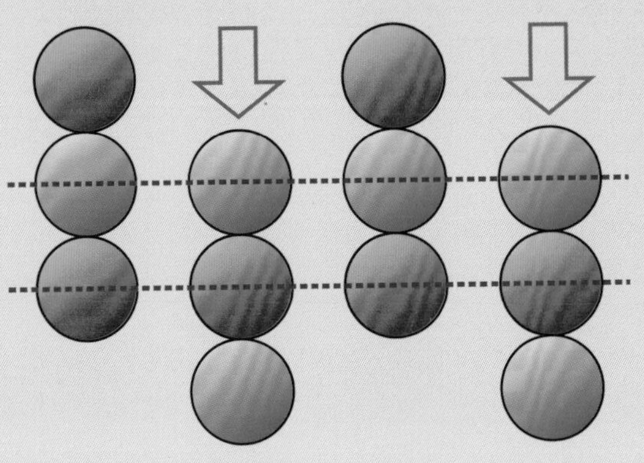

問題 10

答案 D

此題為代數概念，假設兔子代表１，狗代表２。起點為１隻兔子（數值為１），而每前進一格數值就加１，走到第四格便需要２隻狗才等於４。

問題 1

從哪個入口進入迷宮，才能走到紅心的位置？

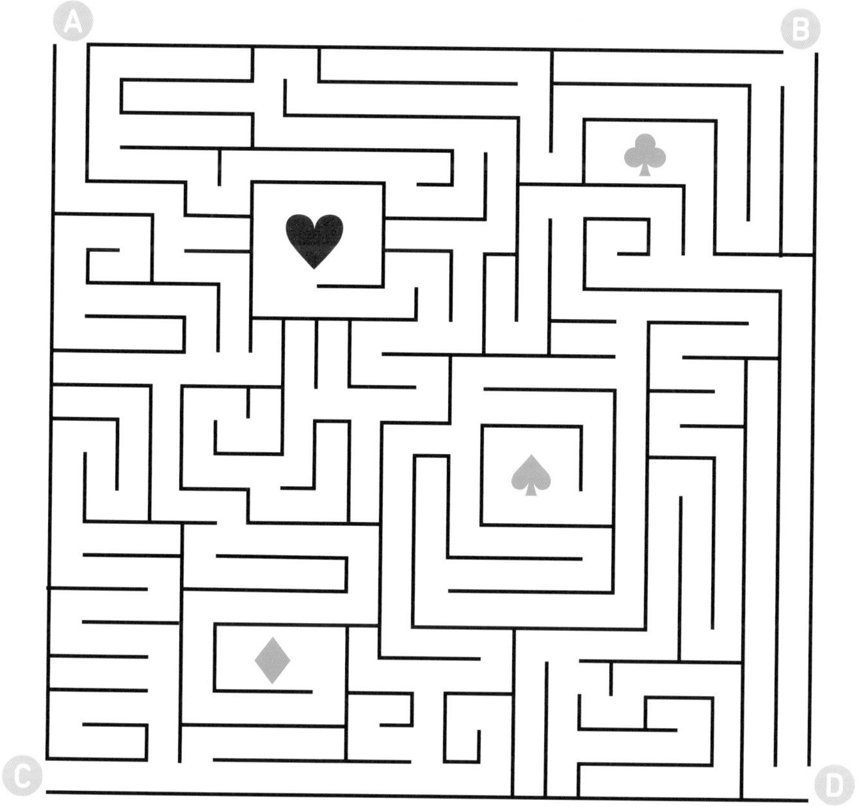

答案

問題 2

？的位置應該是什麼顏色？

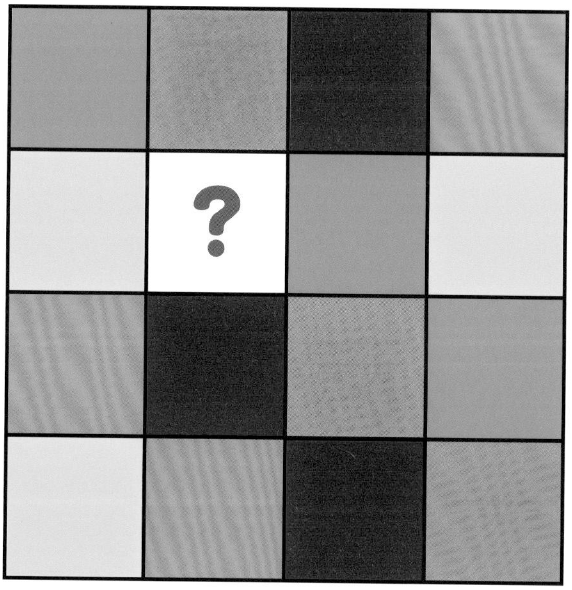

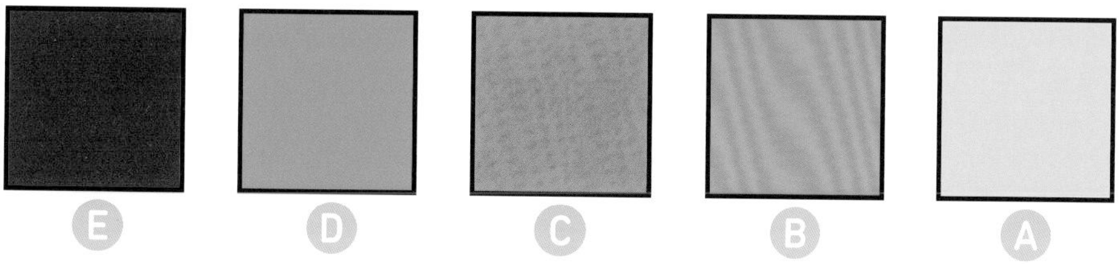

答案

問題 3

哪張圖和其他圖不同？

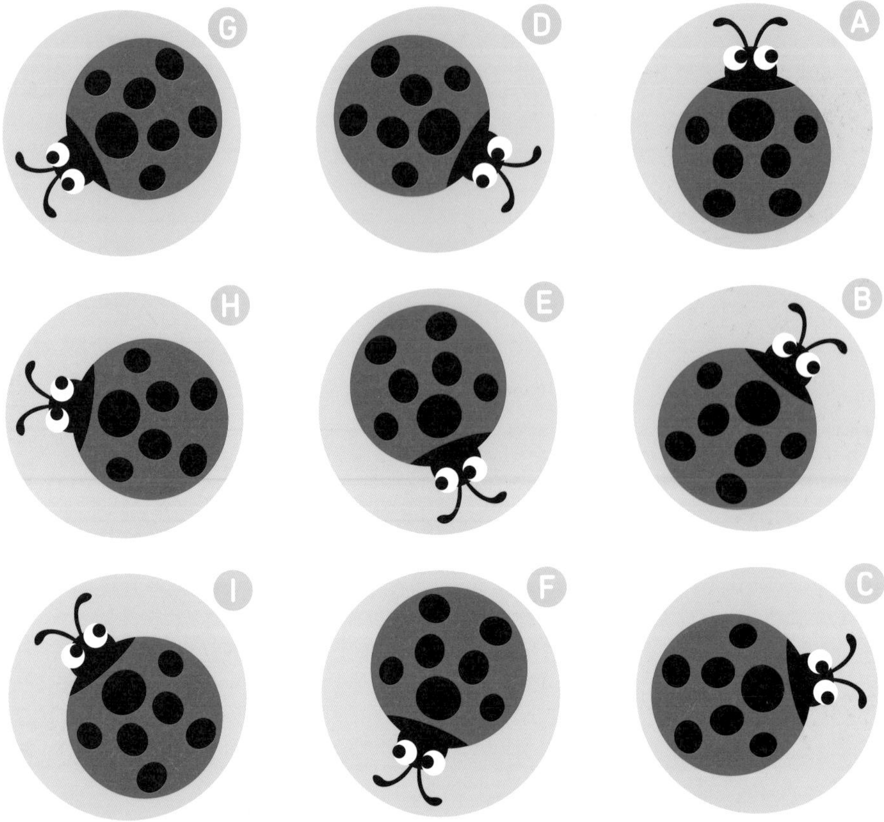

答案

問題 4

12根火柴排成3個正方形，試著移動5根火柴，讓圖案變成2個正方形。

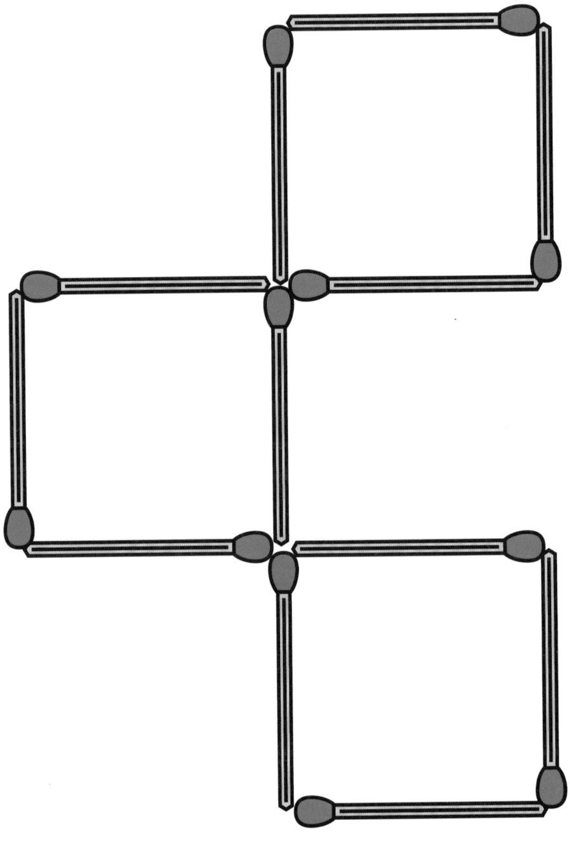

問題
5

這裡有2支直角三角形的三角尺（角度為90度、60度、30度，斜邊長10公分），以及1支直尺（長10公分，寬1公分）。使用這3樣道具，排成邊長10公分的正三角形。

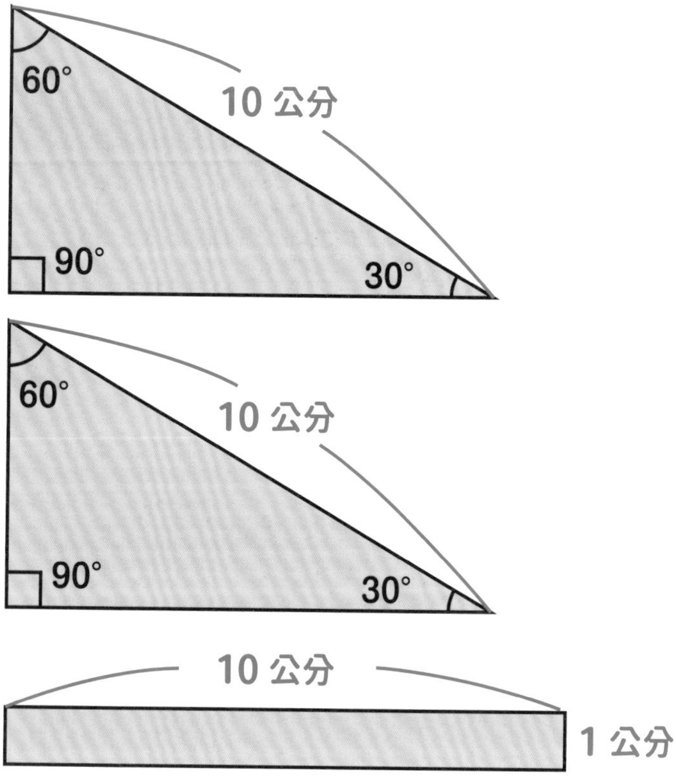
60°
10 公分
90°
30°
60°
10 公分
90°
30°
10 公分
1 公分

問題
6

把蘋果皮按照箭頭所指方向由上往下削，削下來的皮會是什麼形狀？

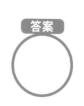

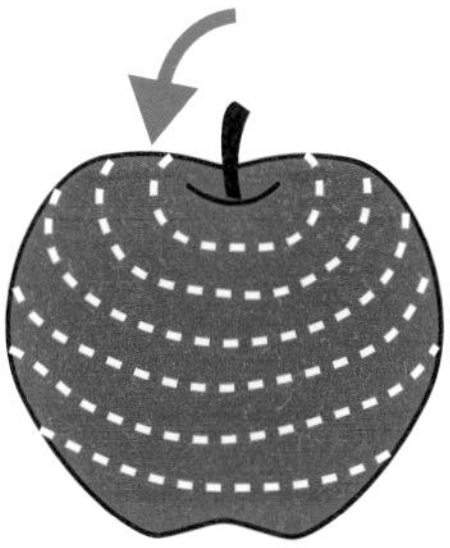

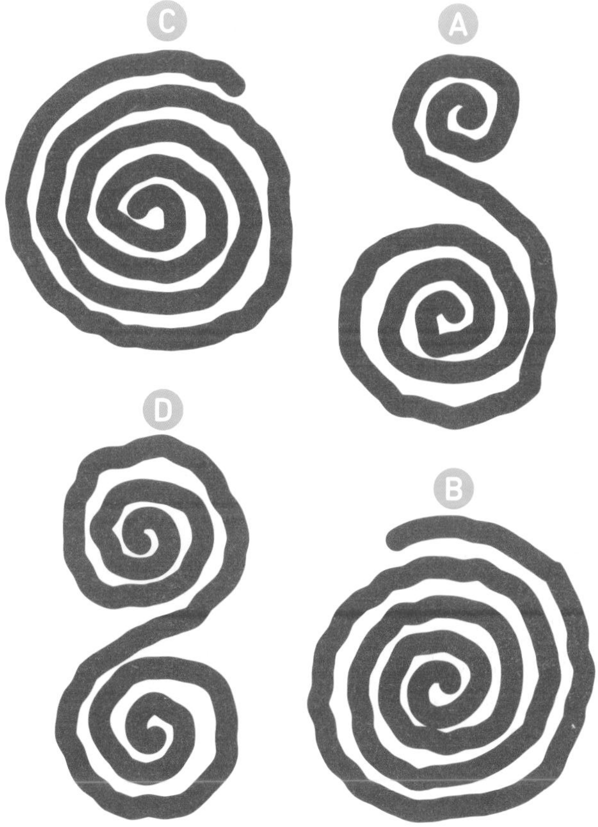
C
A
D
B

答案

問題 7

?的位置應該是什麼圖案？

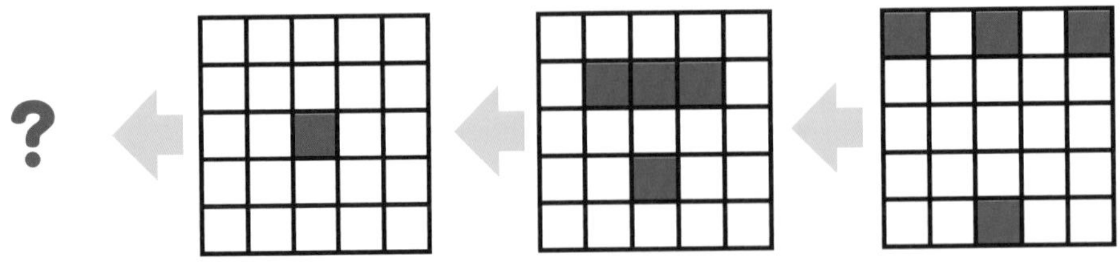

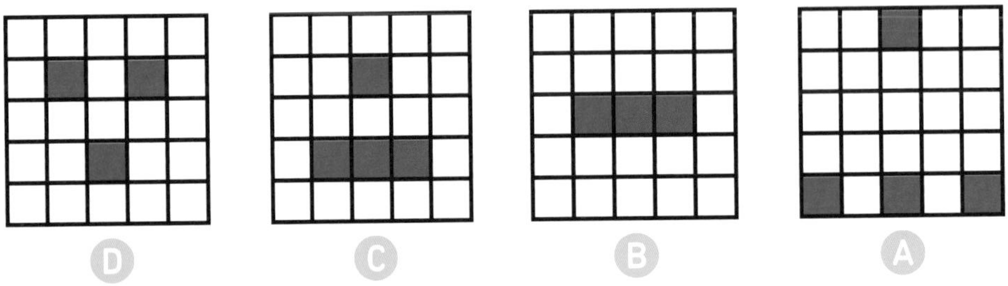

答案

問題 8

把正方形色紙如圖示摺起，再剪下兩小塊，攤開色紙，會變成什麼形狀？

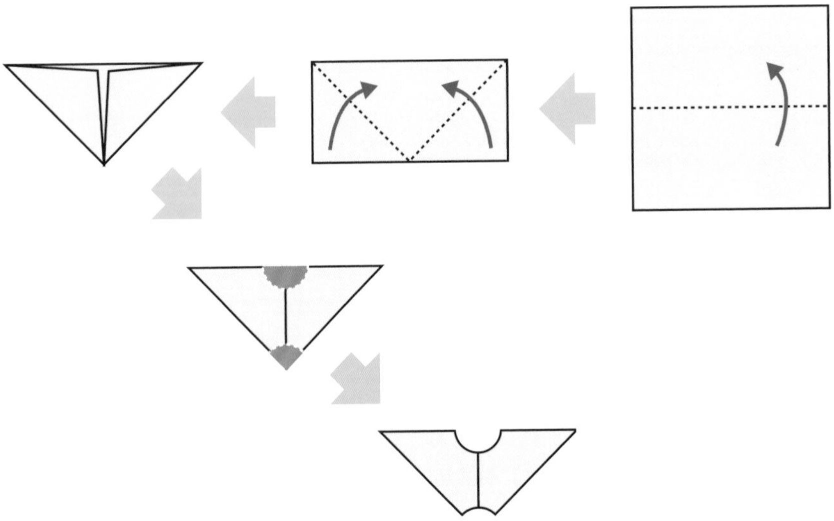

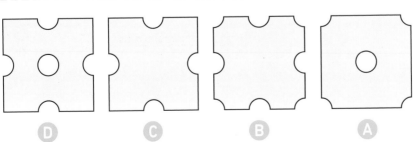

答案

問題 9

把一張正面和反面都印著箭頭的卡片像①一樣拿著，翻到另一面時，箭頭的方向會呈現②這樣。如果把這張卡片像③一樣拿著，翻到另一面後的④會變成什麼樣子？

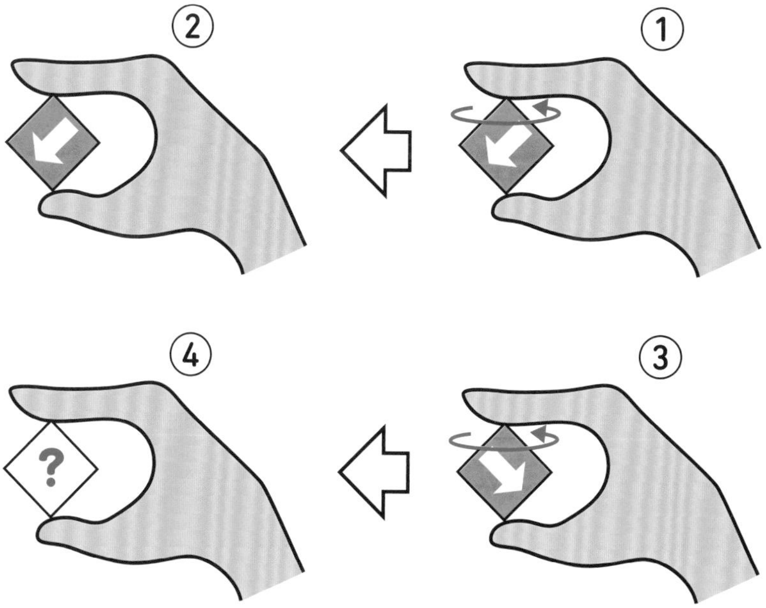

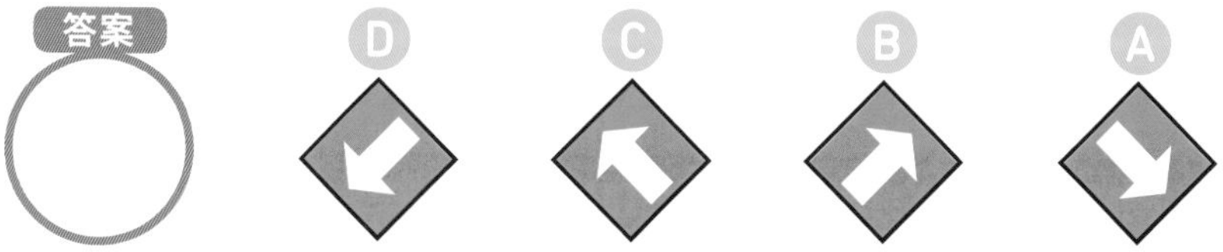

問題 10

4根火柴排成正方形，再加上3根火柴，試著排出6個正方形。

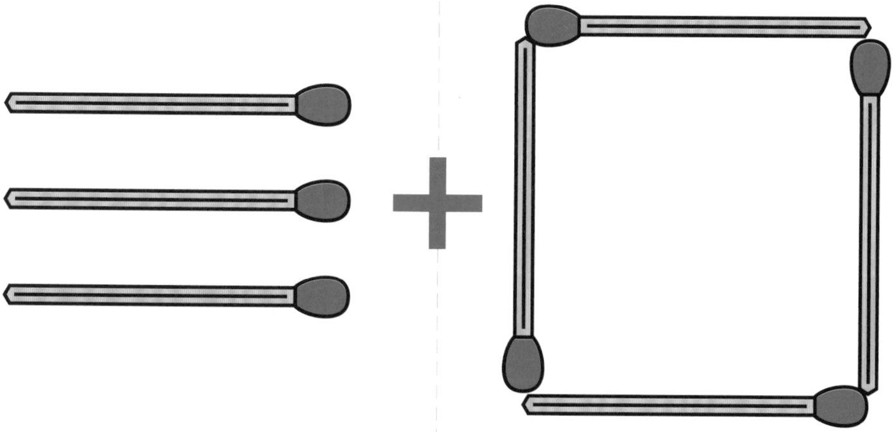

問題 1

答案 B

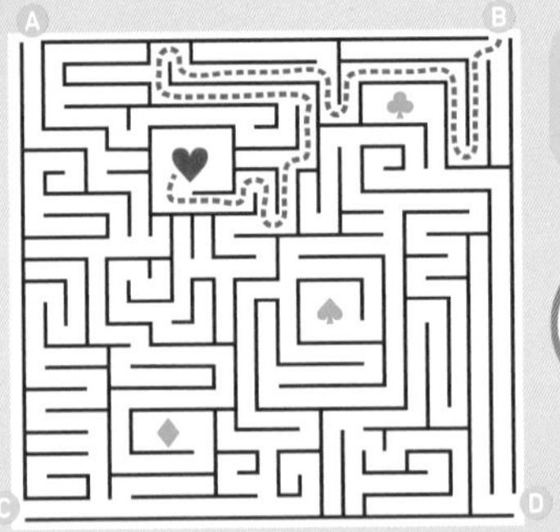

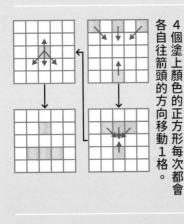

問題 2

答案 A

依照左圖的箭頭方向，顏色依序為黃→藍→紅→橘→綠。

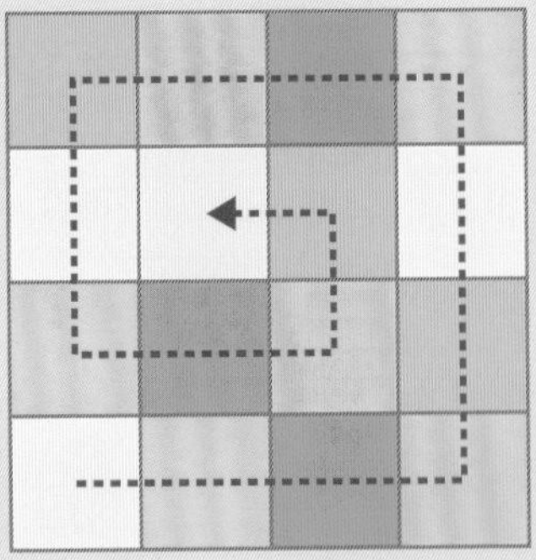

問題 3

答案 G

只有G這裡不一樣。

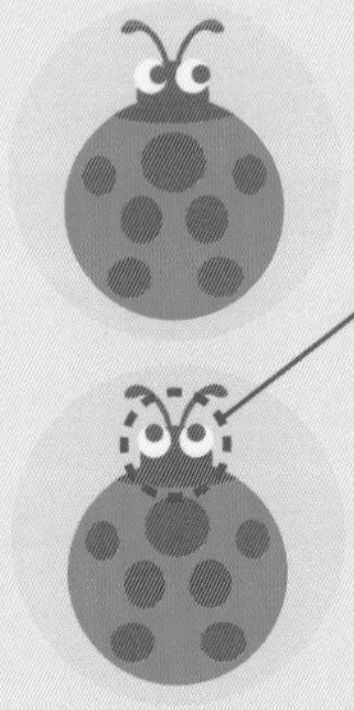

問題 4

答案 如圖所示

這只是其中一個答案，還有其他的解法。

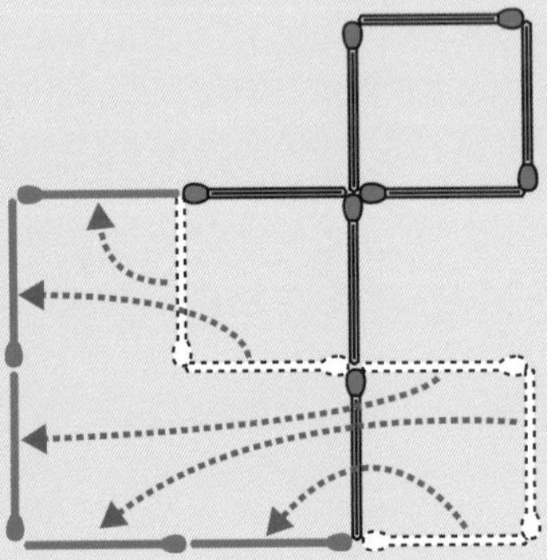

問題 5

答案 如圖所示

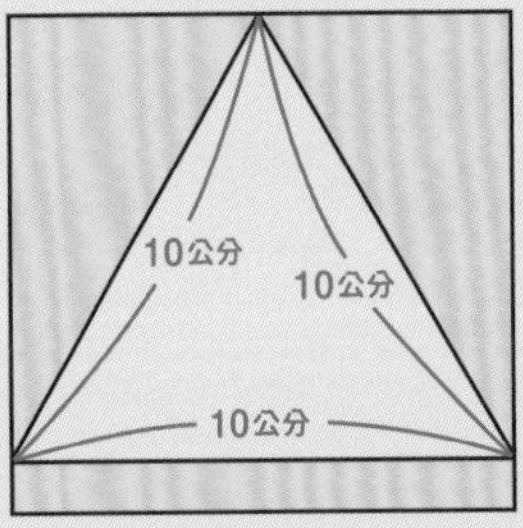

問題 6

答案 A

實際動手削蘋果皮就知道了。

問題 7

答案 C

4個塗上顏色的正方形每次都會各自往箭頭的方向移動1格。

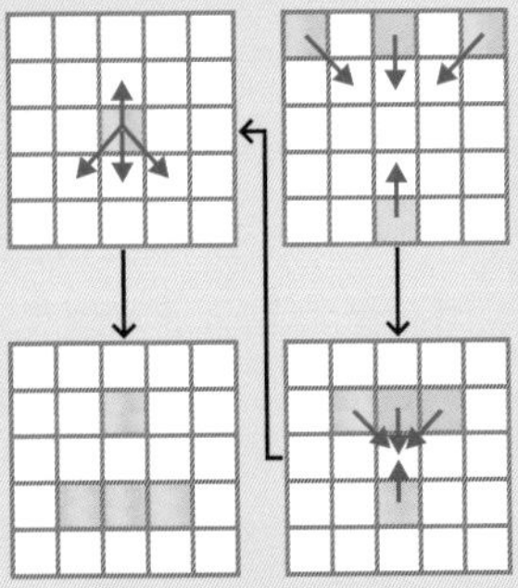

問題 8

答案 D

問題 9

答案 C

卡片正面和背面的箭頭就像下圖這樣。①和②是以A角在上，捏著A、B旋轉。而③和④是以D角在上，捏著D、C旋轉。

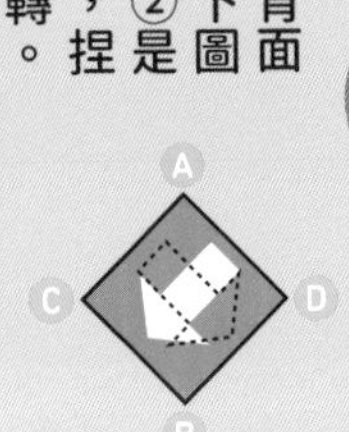

問題 10

答案 如圖所示

小正方形①、②、③，加上中正方形④、⑤，再加上最初的大正方形⑥，合計6個正方形（火柴的擺放位置若上下、左右相反，也算正確答案）。

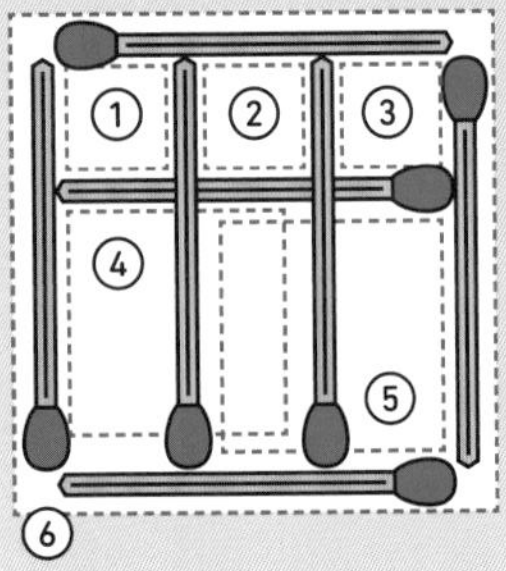

問題 1

哪兩組積木組合起來，會變成上圖的形狀？

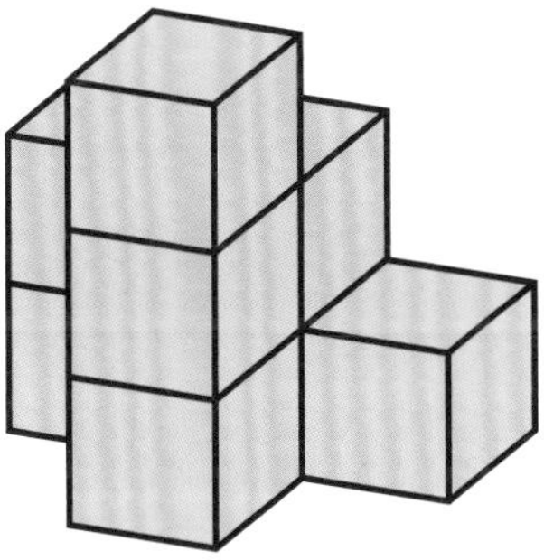

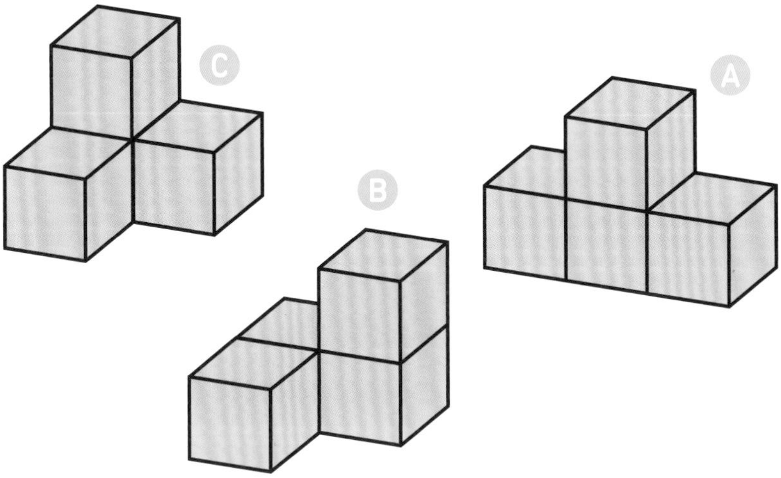

答案 ○ 與 ○

問題 2

哪張圖和上圖完全相同？

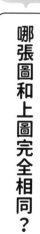

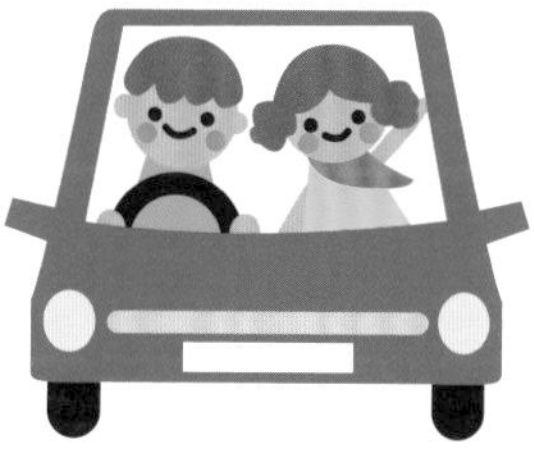

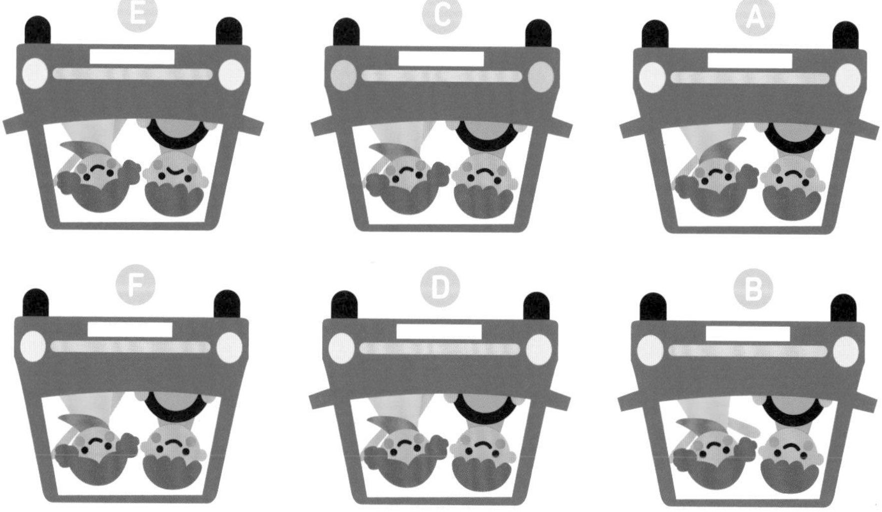

答案 ○

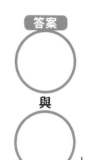

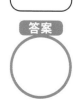

問題

3

？的位置應該是哪個組合？

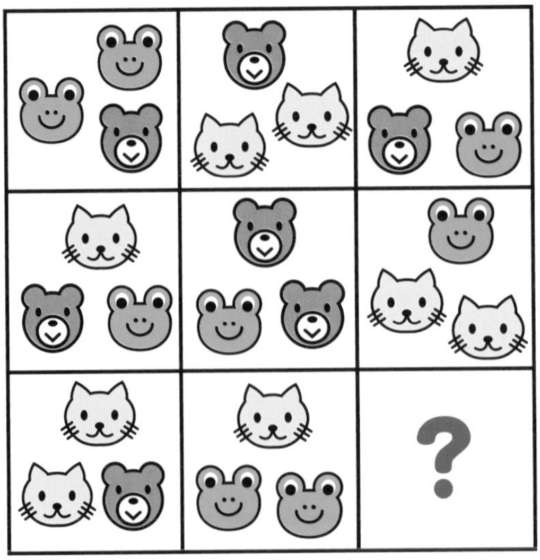

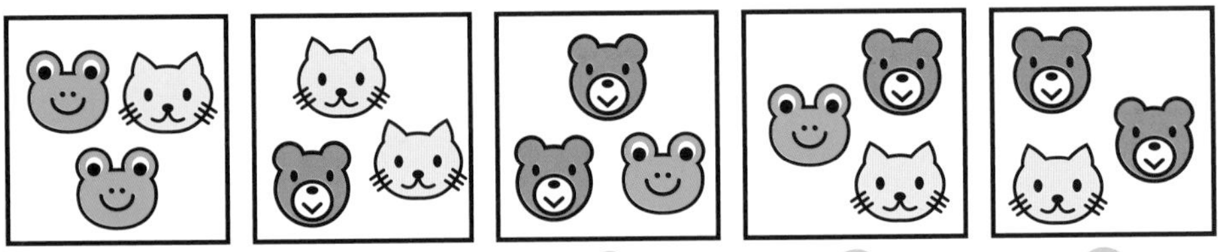

E D C B A

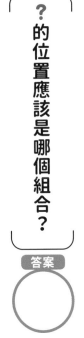

答案

問題

4

哪張圖和其他圖不同？

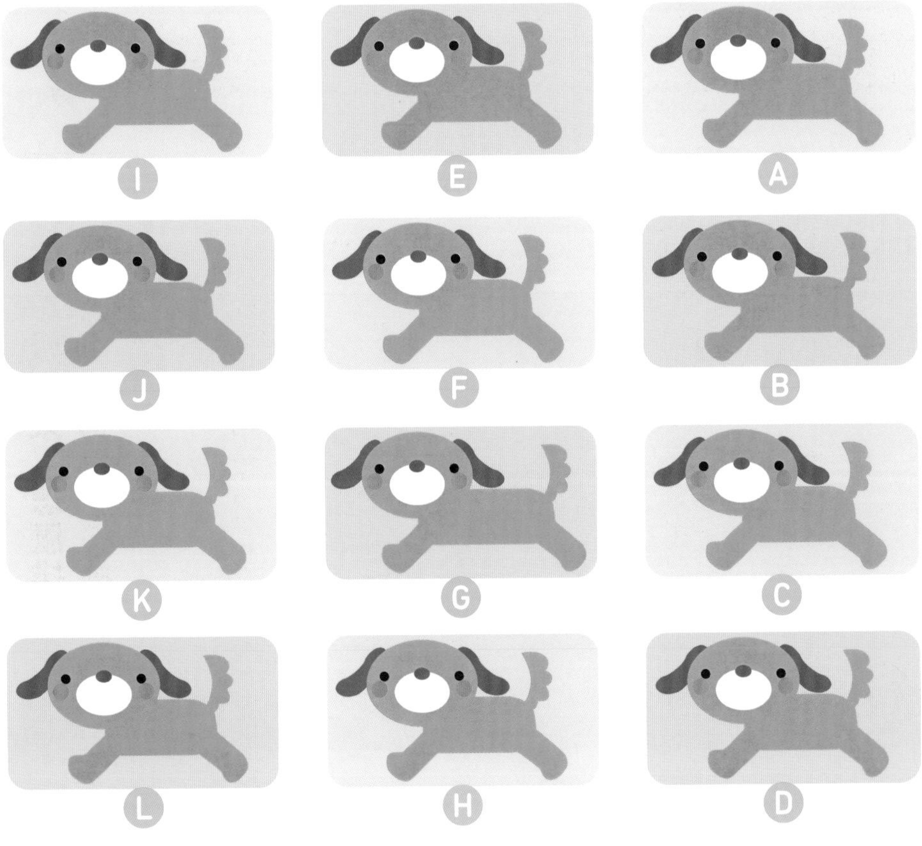

答案

問題
5

把正方形色紙如圖示摺起，再剪下一小塊，攤開色紙，會變成什麼形狀？

答案

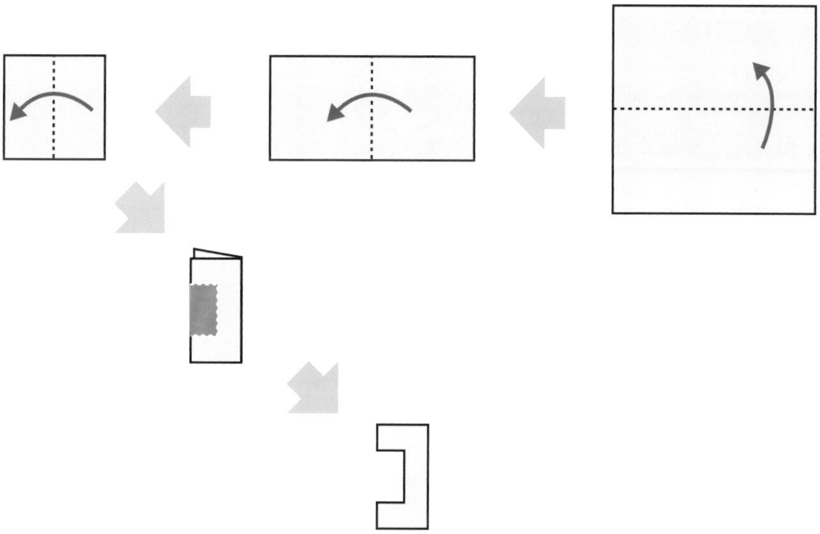

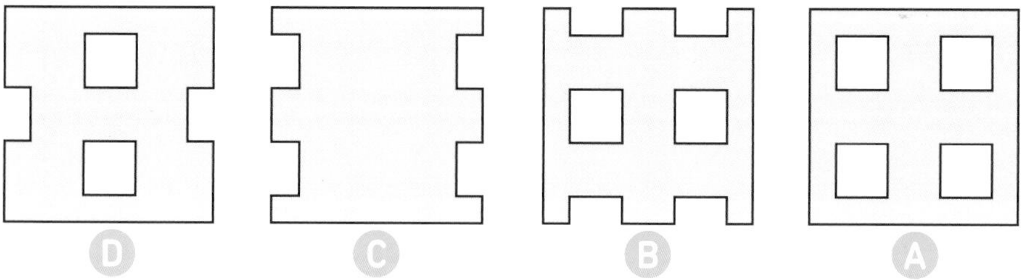

問題
6

這裡有6根火柴，怎麼排列才能讓每根火柴都能碰到其他5根火柴？

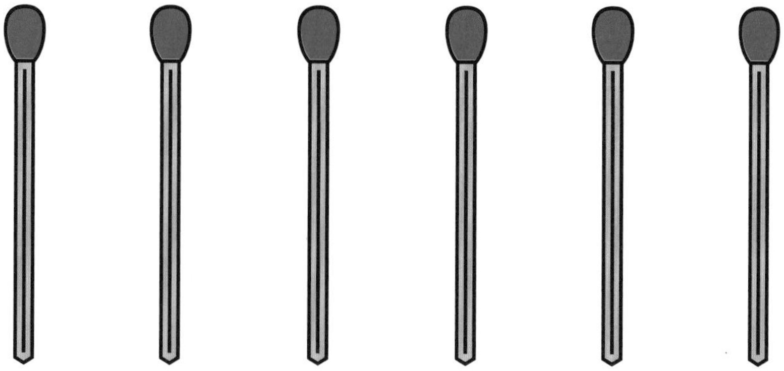

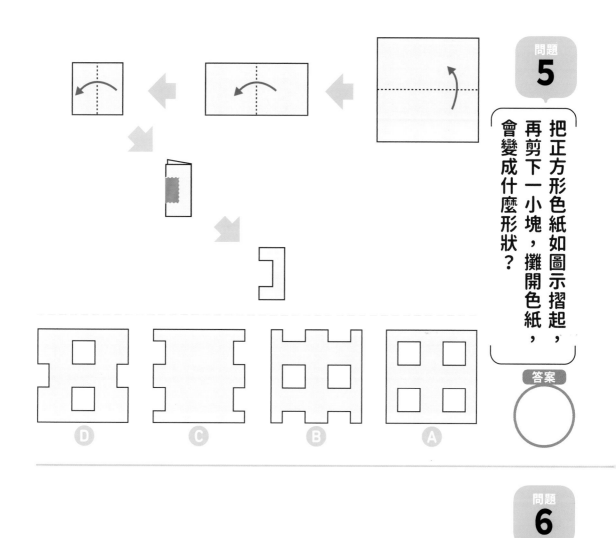

問題 7

？的位置應該是什麼圖案？

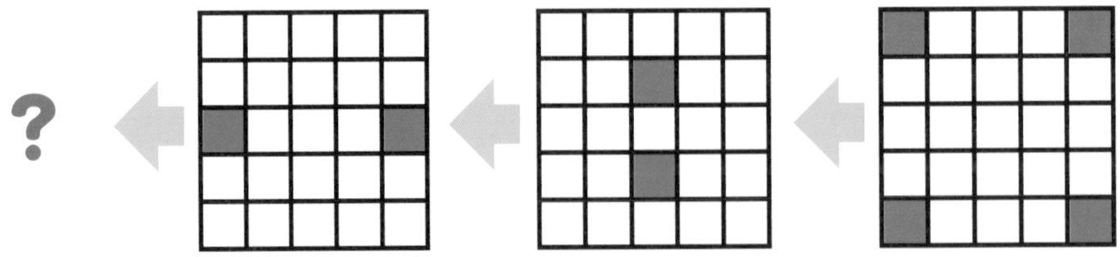

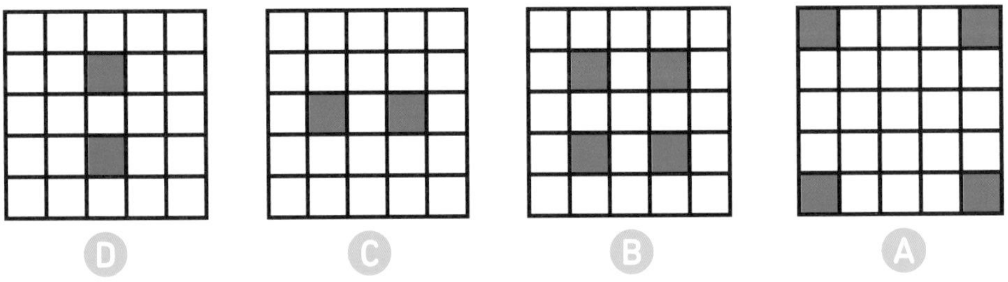

答案

問題 8

5枚十元硬幣排成正五角形，再加上5枚十元硬幣，試著排出5條由4枚硬幣組成的直線。

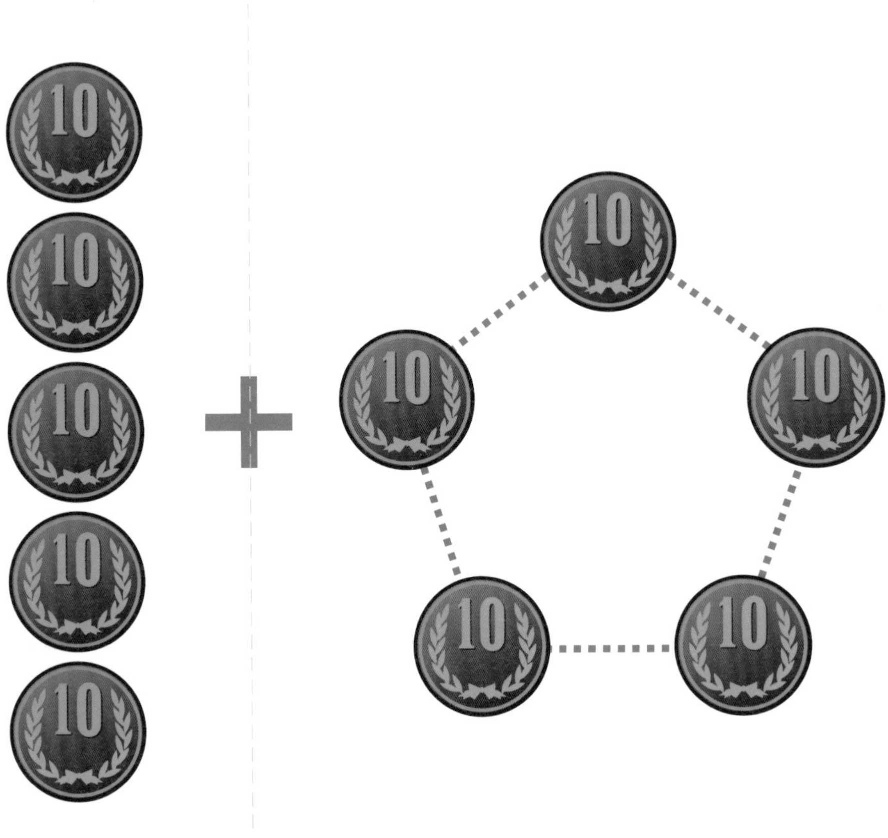

問題 9

這裡有三列紅藍交錯排列的磁磚。試著只移動有標注★記號的藍色磁磚，讓A、C兩列都是藍色磁磚，B、D兩列都是紅色磁磚。

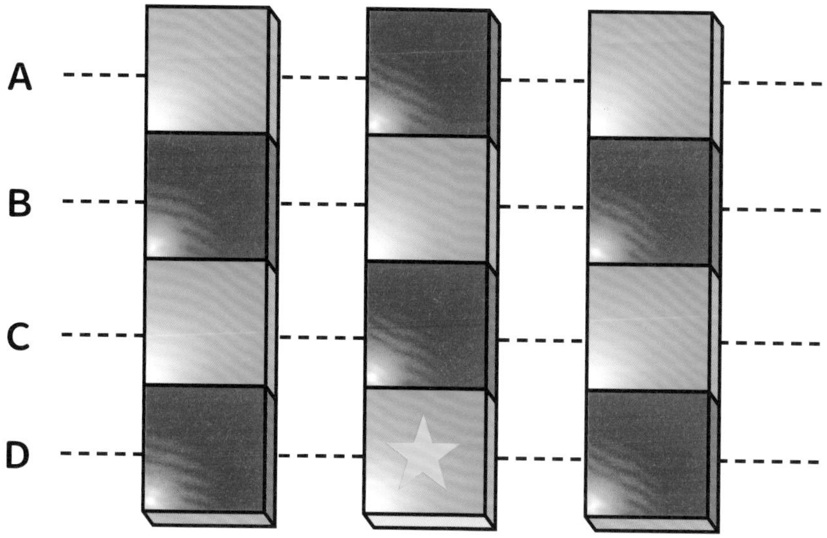

問題 10

大正三角形面積是小正三角形面積的幾倍？

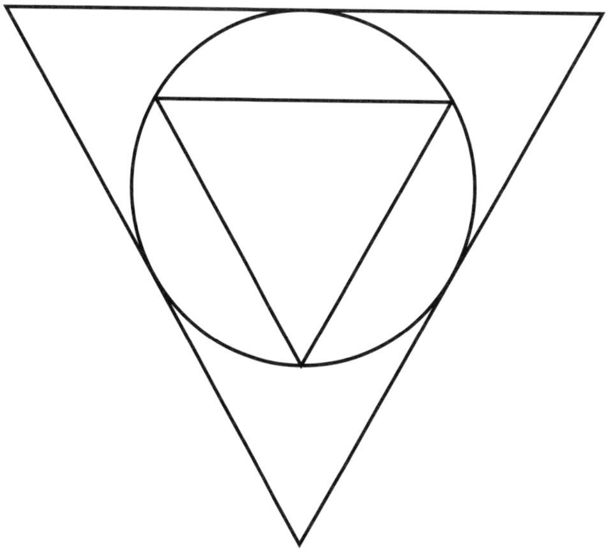

A 2倍

B 3倍

C 4倍

D 6倍

答案

高級題目
等級1
等級2
等級3
等級4
等級5

問題 1

答案：A 與 B

像左圖這樣，把A翻倒之後，再把B放在上面，就會變成範例的樣子。

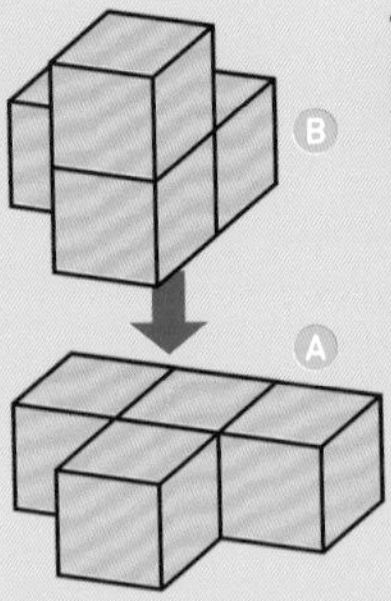
B
A

問題 2

答案：D

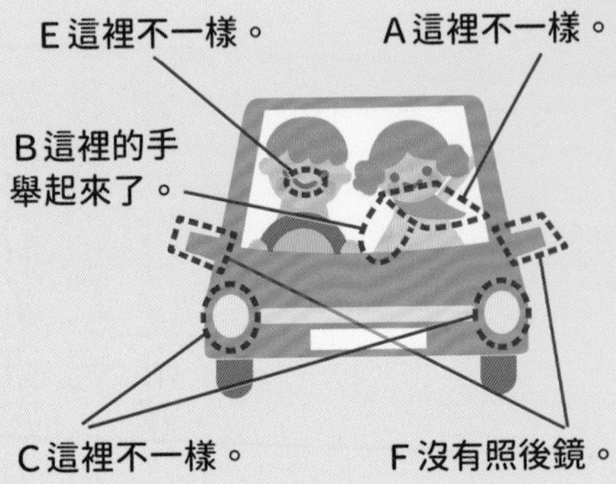
E這裡不一樣。
A這裡不一樣。
B這裡的手舉起來了。
C這裡不一樣。
F沒有照後鏡。

問題 3

答案：C

無論直排還是橫排，每種動物的數量合計起來都是3隻。所以「？」處應該是「2隻熊、1隻青蛙」。

問題 4

答案：G

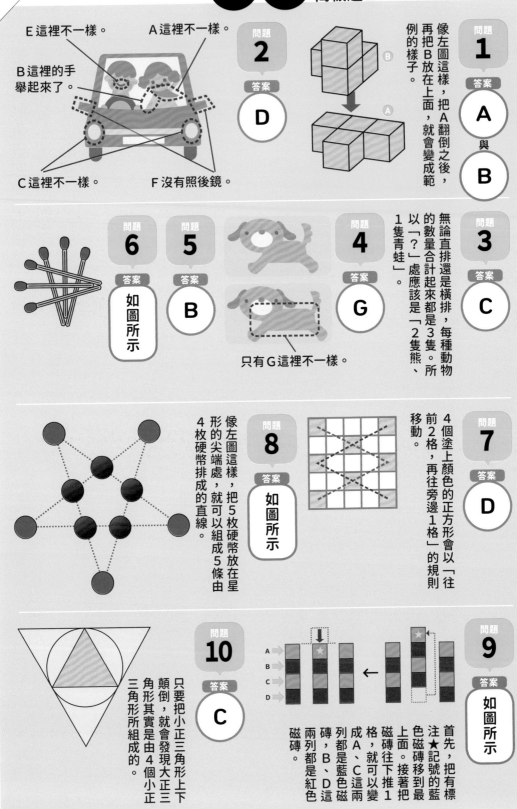

只有G這裡不一樣。

問題 5

答案：B

問題 6

答案：如圖所示

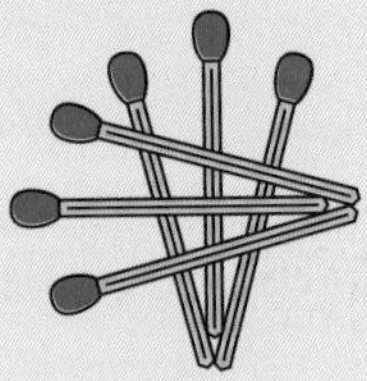

問題 7

答案：D

4個塗上顏色的正方形會以「往前2格，再往旁邊1格」的規則移動。

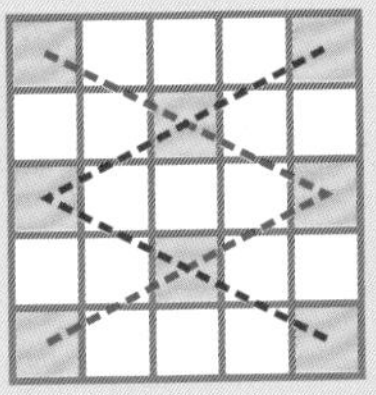

問題 8

答案：如圖所示

像左圖這樣，把5枚硬幣放在星形的尖端處，就可以組成5條由4枚硬幣排成的直線。

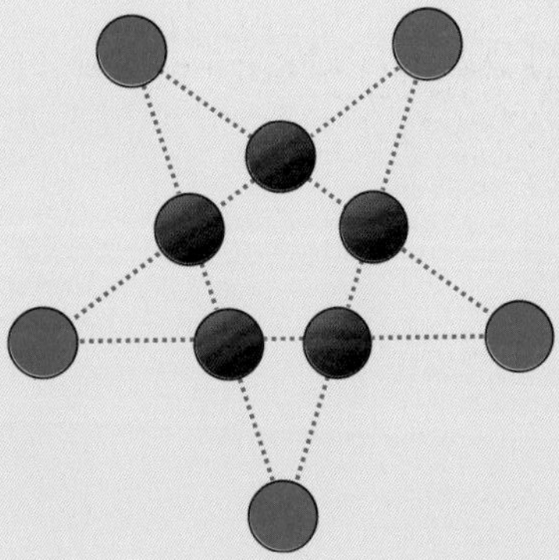

問題 9

答案：如圖所示

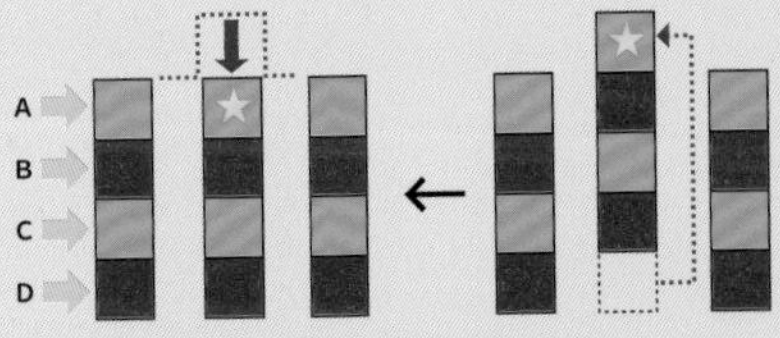
A
B
C
D

首先，把有標注★記號的藍色磁磚移到最上面。接著把磁磚往下推1格，就可以變成A、C這兩列都是藍色磁磚，B、D這兩列都是紅色磁磚。

問題 10

答案：C

只要把小正三角形上下顛倒，就會發現大正三角形其實是由4個小正三角形所組成的。

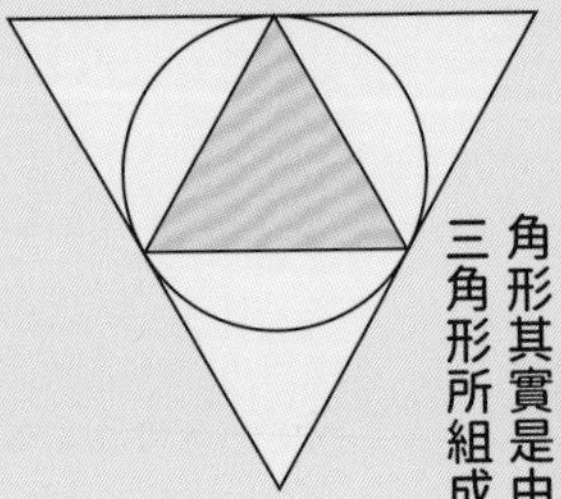

問題 1

把正方形色紙如圖示摺起，再剪下兩小塊，攤開色紙，會變成什麼形狀？

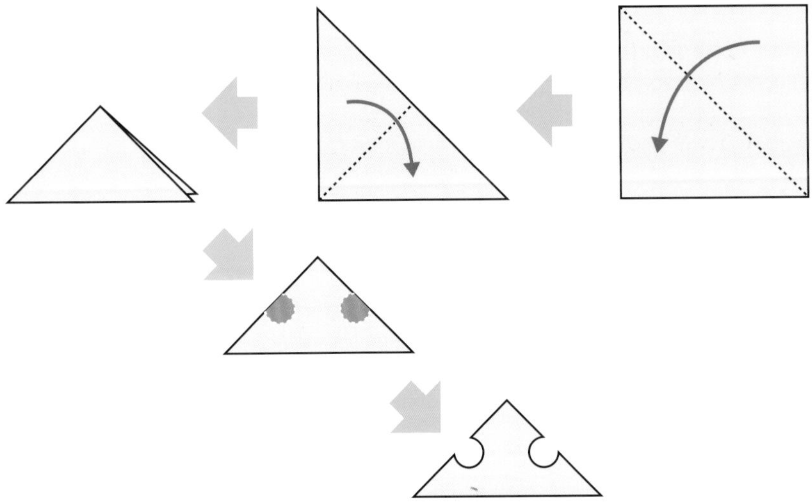

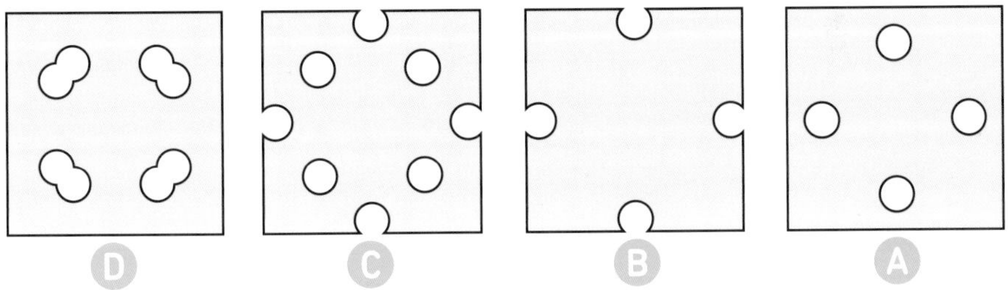

答案

問題 2

哪張圖和其他圖不同？

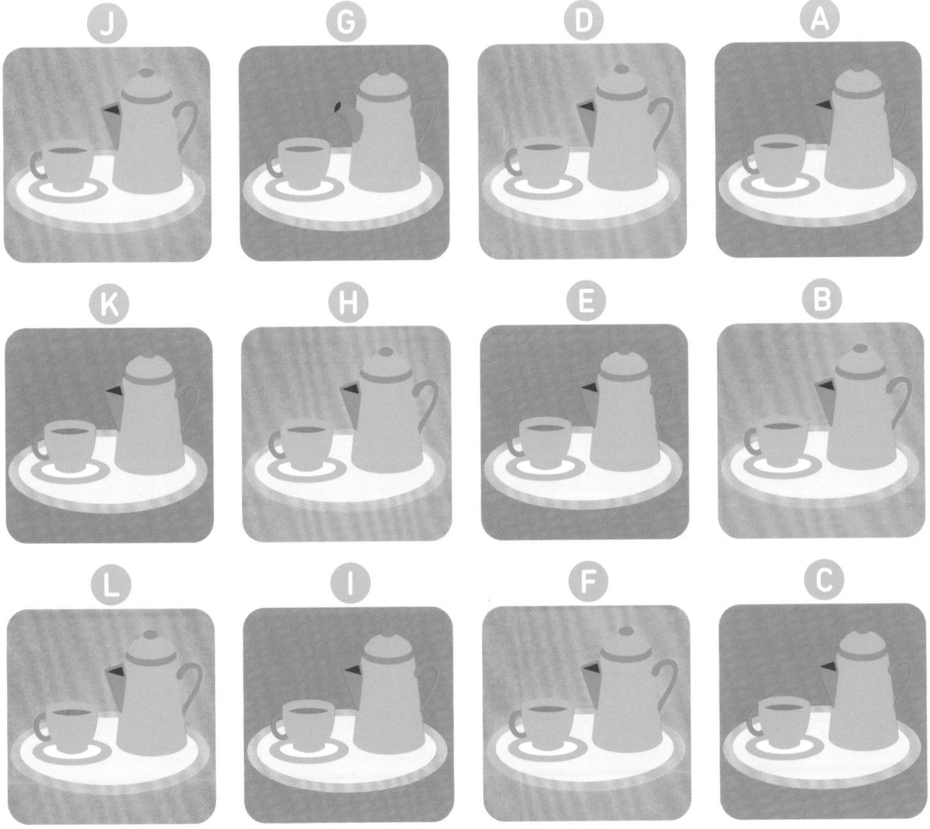

答案

高級題目
等級 1
等級 2
等級 3
等級 4
等級 5

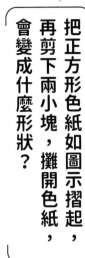

問題 3

哪組積木和上方積木組合起來，會變成正立方體？

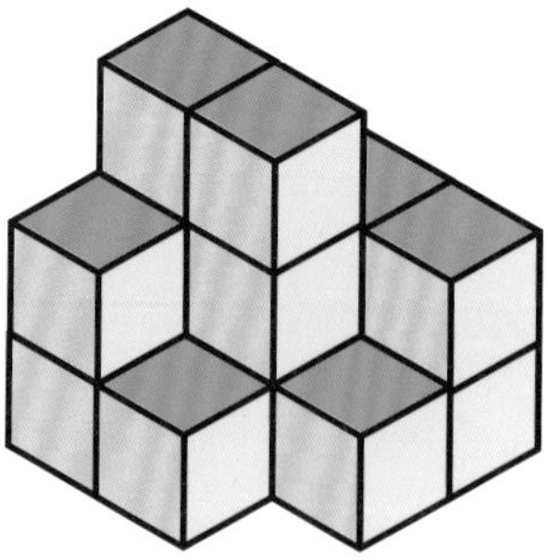

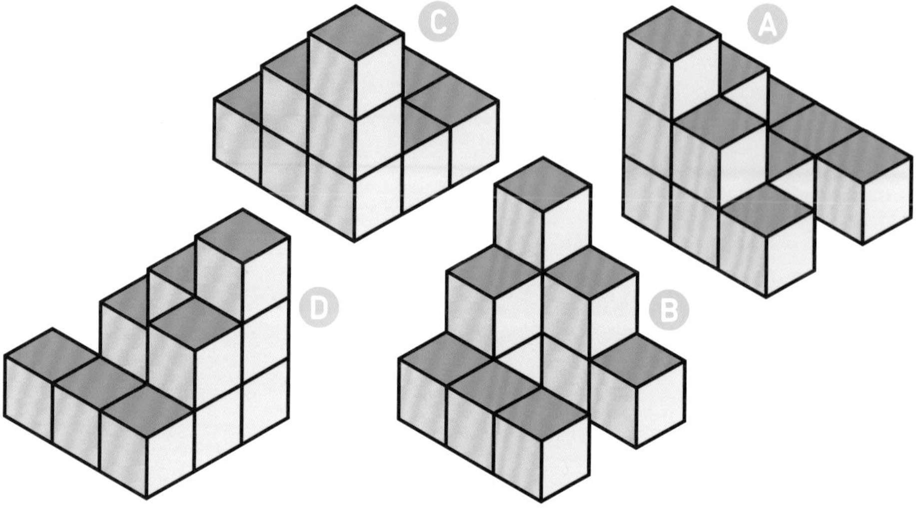

答案

問題 4

這裡有30個環，組成7條鎖鏈。如果要把這7條鎖鏈連接起來，變成一整條鎖鏈，至少要切斷幾個環？

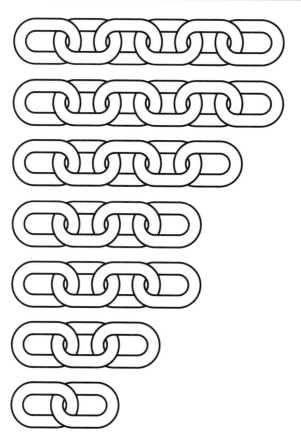

A 4個

B 5個

C 6個

D 7個

答案

問題 **5**

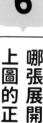

9枚一元硬幣排成每邊4枚硬幣的正三角形，試著把9枚硬幣重新排列，變成每邊5枚硬幣的正三角形。

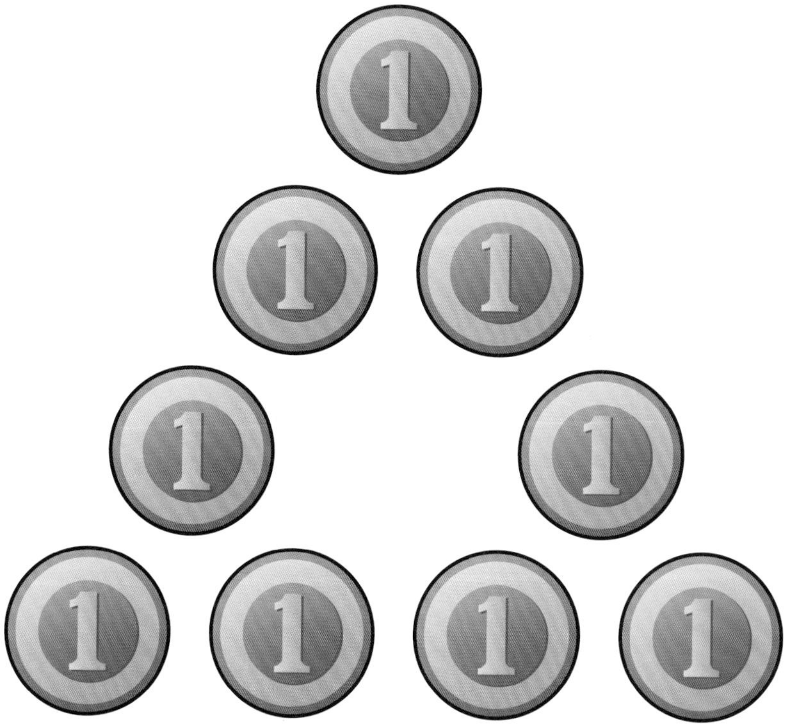

問題 **6**

哪張展開圖摺起來會變成上圖的正立方體？

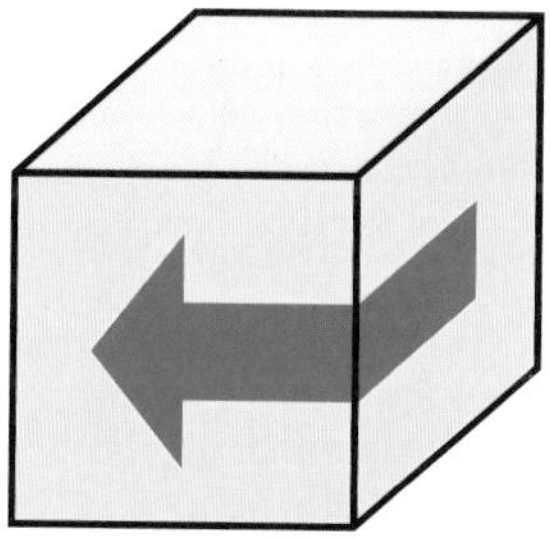

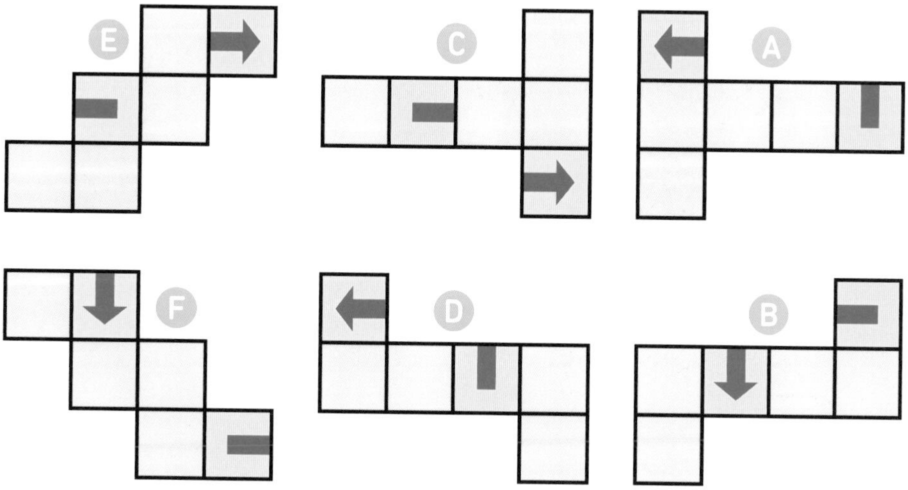

答案

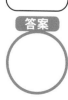

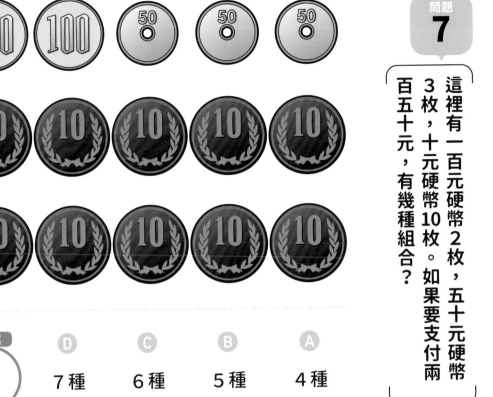

問題
7

這裡有一百元硬幣2枚，五十元硬幣3枚，十元硬幣10枚。如果要支付兩百五十元，有幾種組合？

Ⓐ 4種
Ⓑ 5種
Ⓒ 6種
Ⓓ 7種

答案

問題
8

這裡有個像屋子的圖形。先把淡藍色的正方形去掉，再把剩下的白色部分切割成形狀和大小相同的2等分。

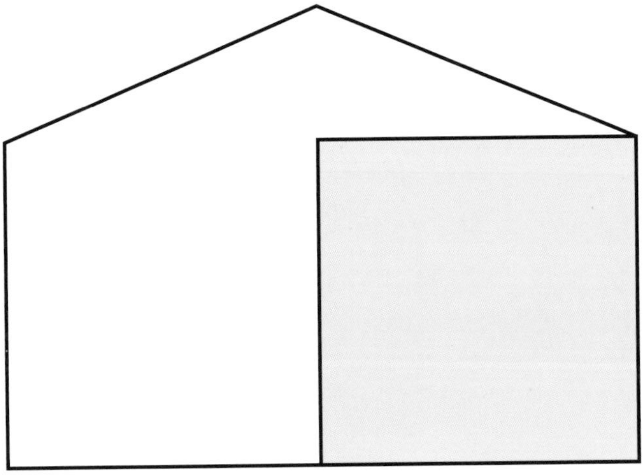

問題 9

找出兩組完全相同的餐具。

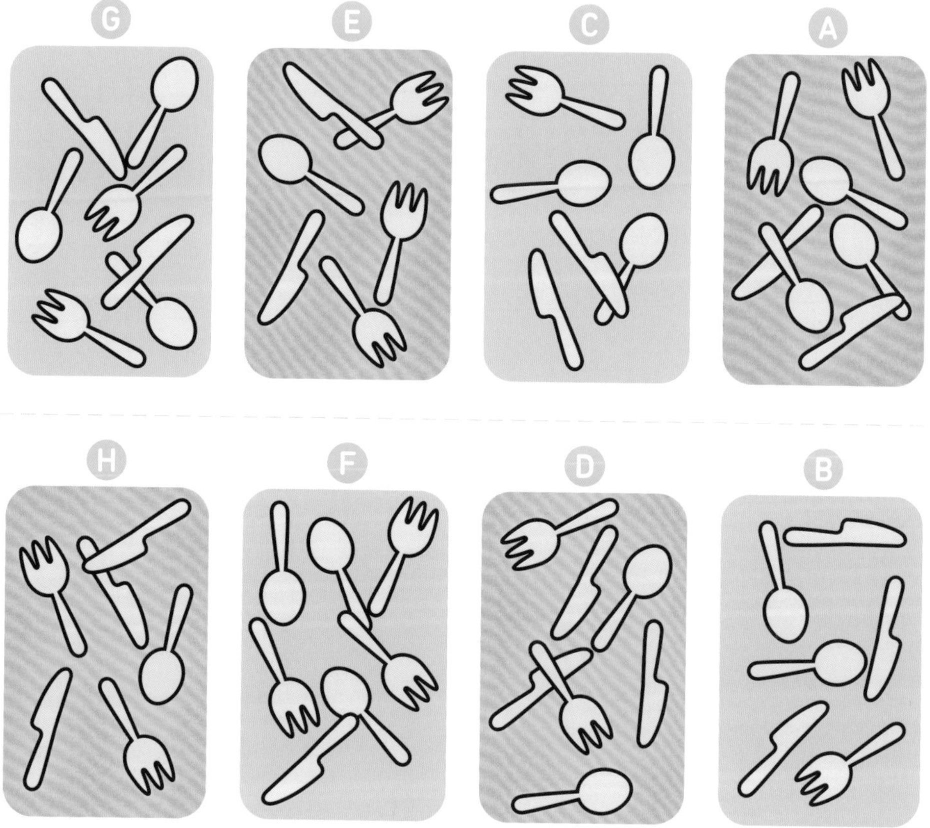

答案

與

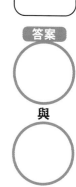

問題 10

這裡有一個派，使用金屬模具（大小和派的圓周相同）在上頭切了3次，派變成6塊。若使用相同模具於另一個完整的派上切3次，最多能讓派變成幾塊？

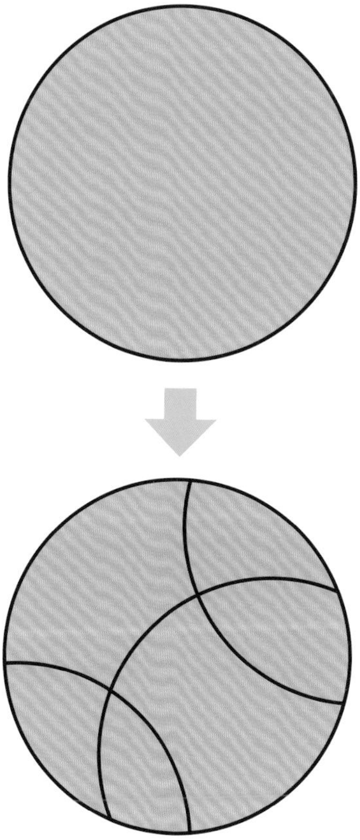

A 7塊

B 8塊

C 9塊

D 10塊

答案

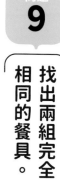

問題1
答案 D

問題2
答案 G

只有G這裡不一樣。

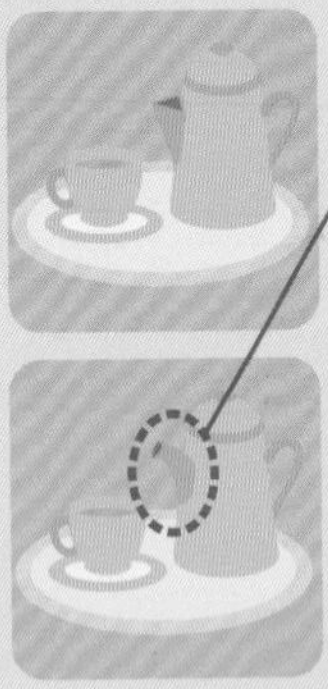

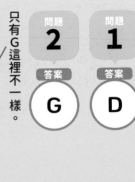

問題3
答案 D

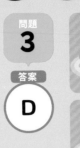

問題4
答案 B

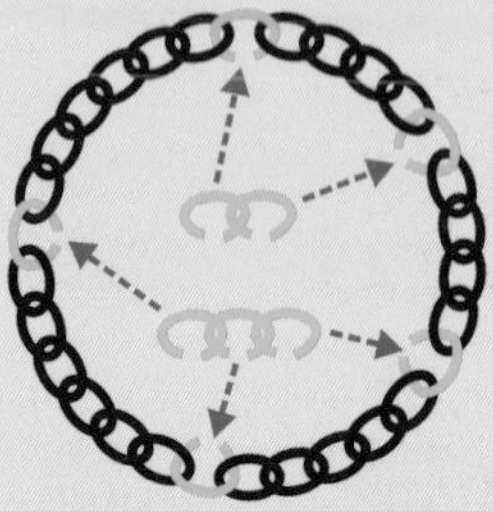

把2個環和3個環的鎖鏈拆開，變成5個切開的環，就可以把剩下的所有鎖鏈連接起來。

問題5
答案 如圖所示

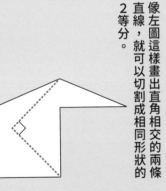

像左圖這樣重新排列（以同樣概念移動左排或下排的硬幣也算正確答案）。

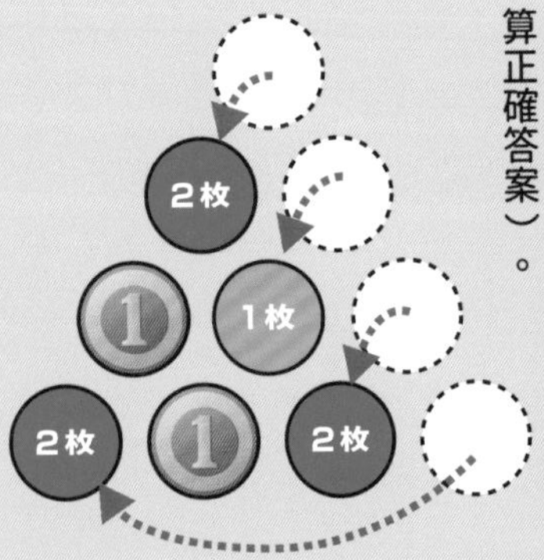

問題6
答案 F

問題7
答案 C

① 一百元1枚＋五十元3枚
② 一百元1枚＋五十元2枚＋十元5枚
③ 一百元1枚＋五十元1枚＋十元10枚
④ 一百元2枚＋五十元1枚
⑤ 一百元2枚＋十元5枚
⑥ 五十元3枚＋十元10枚
有以上6種組合。

問題8
答案 如圖所示

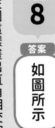

像左圖這樣畫出直角相交的兩條直線，就可以切割成相同形狀的2等分。

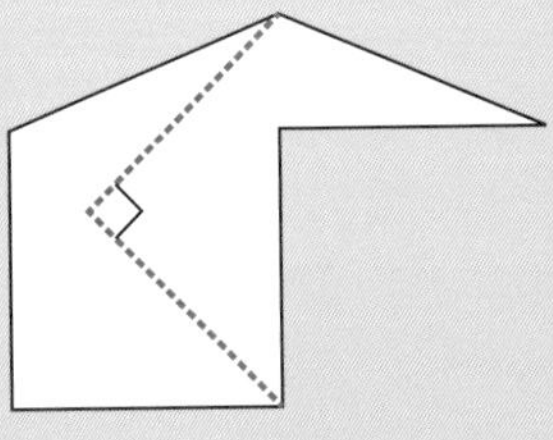

問題9
答案 A 與 G

問題10
答案 D

像左圖這樣切割，就可以把派切成10塊。

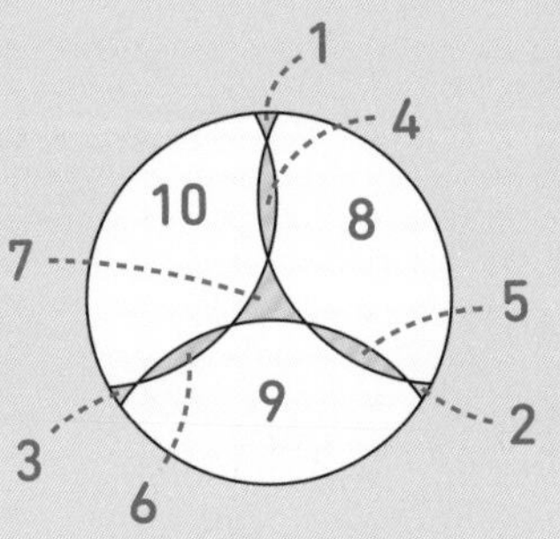

問題
1

？的位置應該是哪個組合？

答案

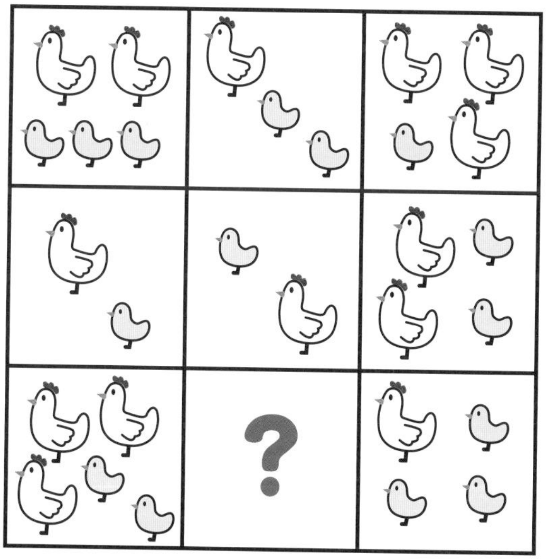

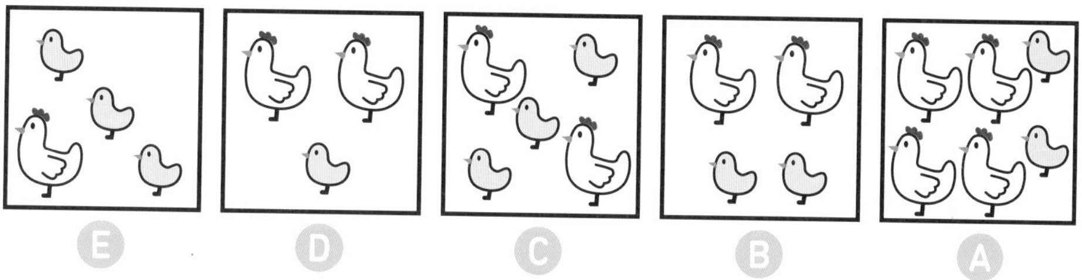

問題
2

有4個杯口朝下的杯子，分別標號為A、B、C、D，另有4根火柴架在杯子之間當作橋梁。現在A上有一條毛毛蟲，若想讓毛毛蟲走到D，但中途不通過B或C，火柴應該怎麼擺？注意火柴不能碰到地面。

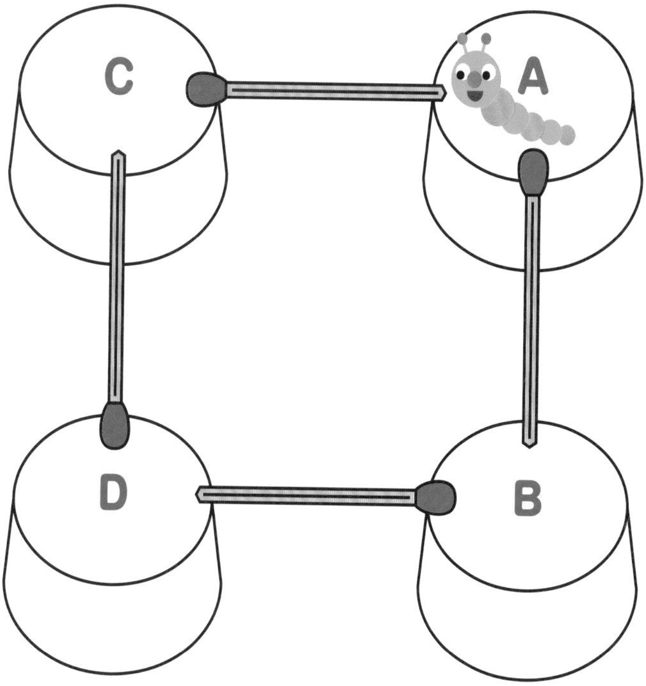

問題
3

右邊是同個正立方體的不同方向，哪張展開圖摺起來會變成相同的正立方體？

答案

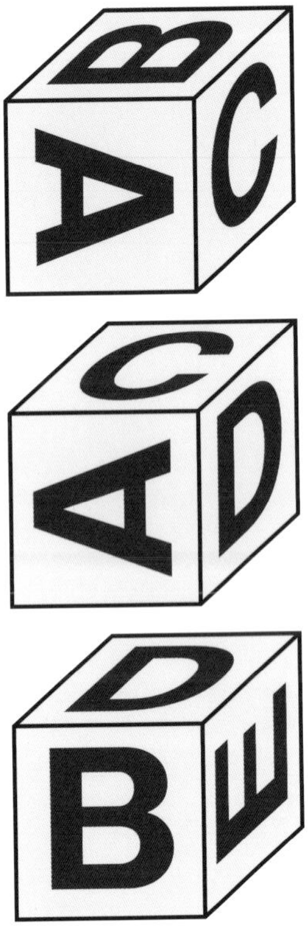

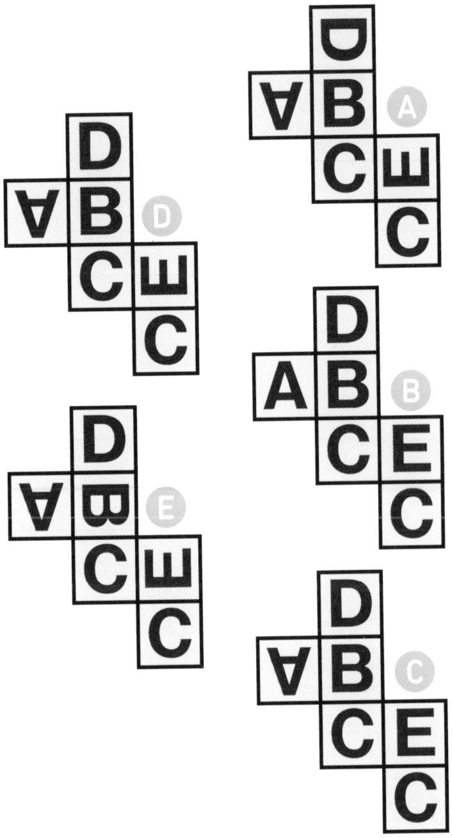
A
B
C
D
E

問題
4

用1條直線把本圖切割成兩塊，若要讓切開的兩塊得以拼成正方形，直線應該切在哪個位置？

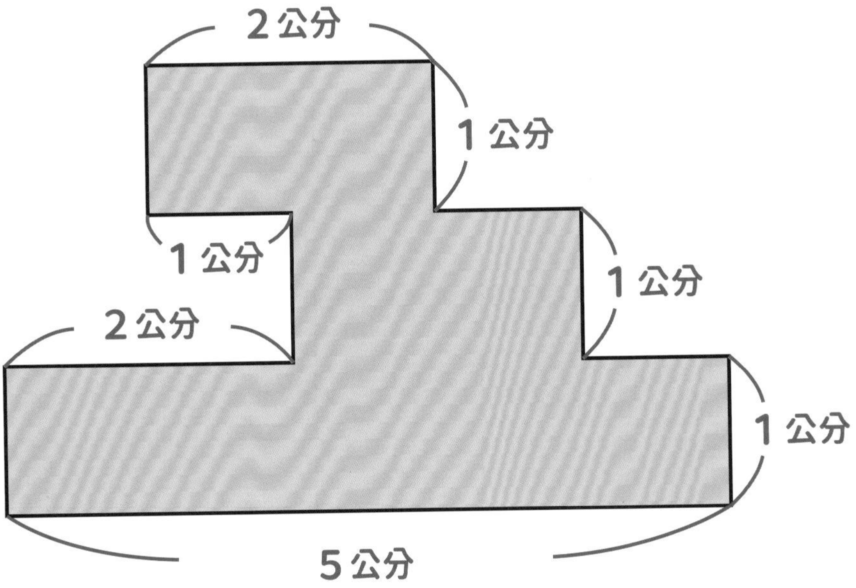
2公分
1公分
1公分
2公分
1公分
1公分
5公分

問題 5

把正方形色紙如圖示摺起，再剪下三小塊，攤開色紙，會變成什麼形狀？

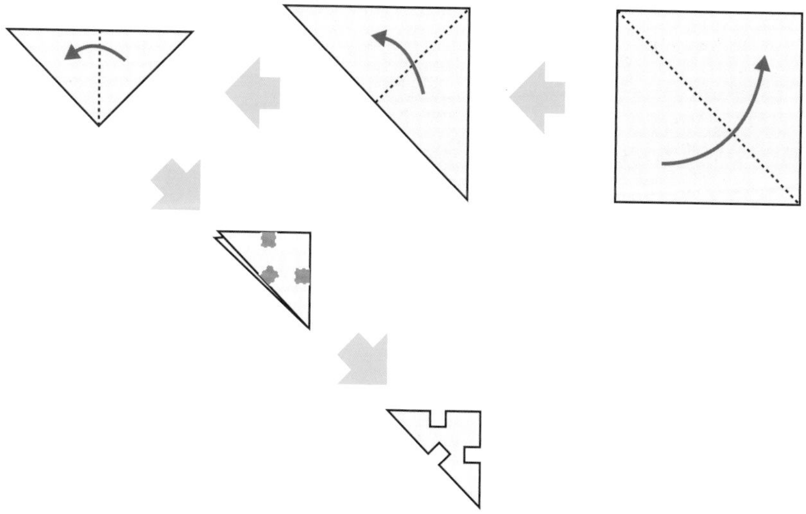

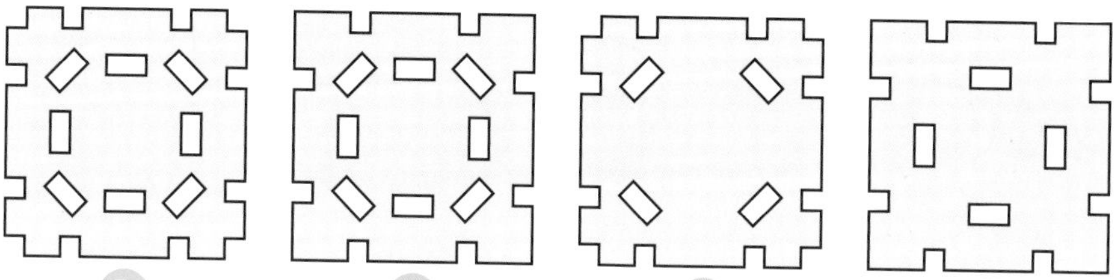

A　B　C　D

答案

問題 6

這裡有9個正方形，如果只塗黑其中2個，總共會有幾種變化？如果在旋轉或翻面之後會變成相同形狀，只能算1種變化。

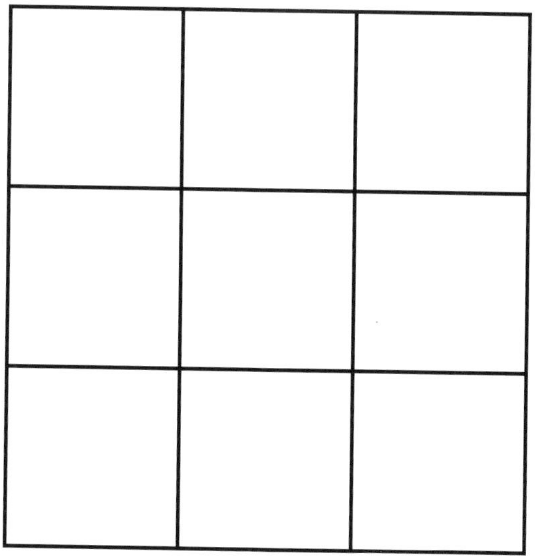

A 6種

B 7種

C 8種

D 9種

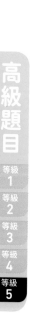

答案

問題
7

找出兩組完全相同的彩珠。

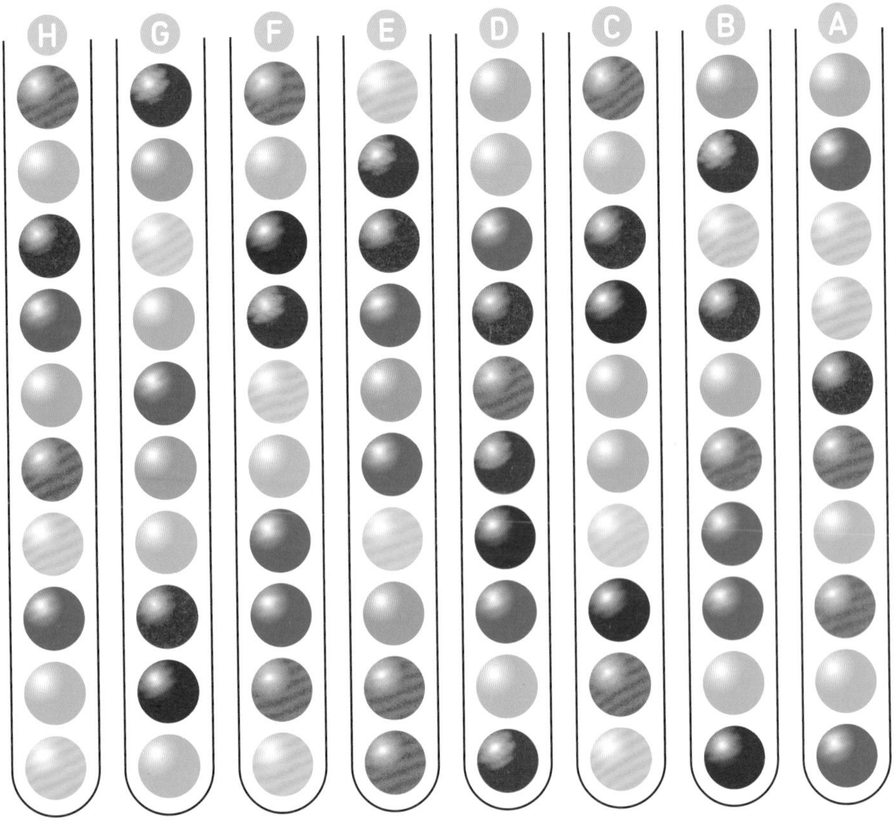

答案

（　　）與（　　）

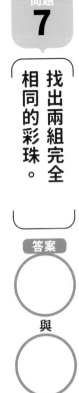

問題
8

這裡有3個容量分別為7公升、9公升和12公升的水桶。7公升、9公升的水桶都是空的，只有12公升的水桶裝滿了水。如果要讓12公升的水桶裡剛好剩下1公升的水，至少需要倒幾次水？注意，3個水桶都沒有刻度。

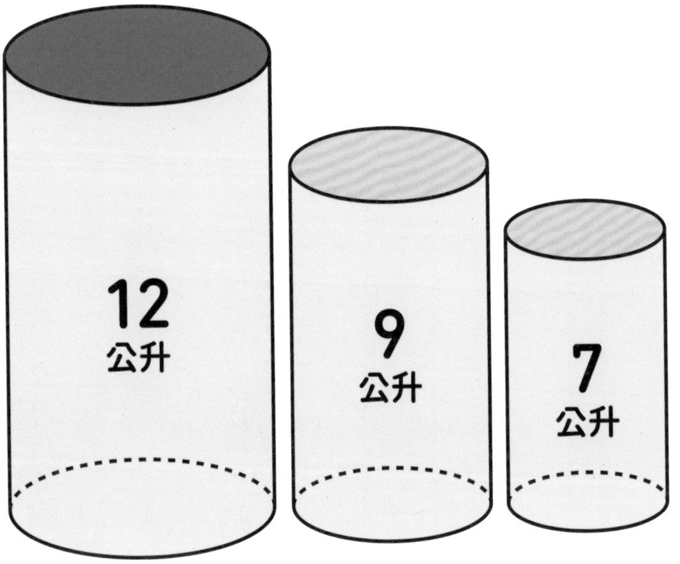

Ⓐ 5次

Ⓑ 6次

Ⓒ 7次

Ⓓ 8次

答案

（　　）

問題
9

左圖是一個所有相對的邊都互相平行的不規則形狀，試著只使用直尺和鉛筆，在上頭畫1條線，讓兩邊的面積相等。前提是我們並不知道這個形狀的面積為多少。

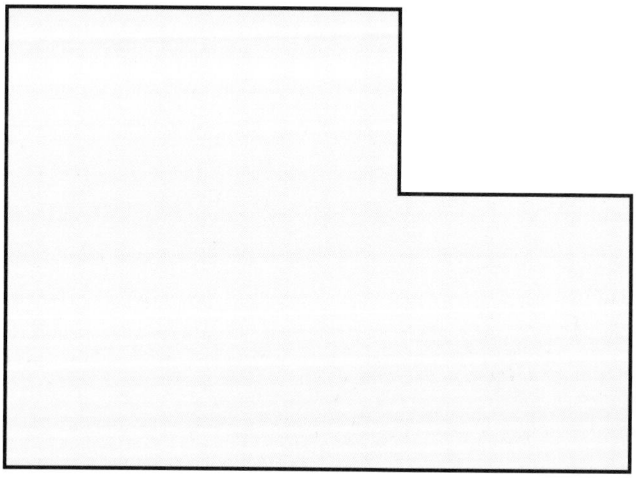

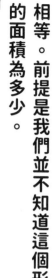

問題
10

這裡有3種卡片，分別寫著1、2、3，每種卡片各有3張。如圖所示，目前所有直排和橫排的數字相加起來都是「6」，但斜排有一排的總和為「3」。現在試著把卡片重新排列，讓所有直排、橫排、斜排的總和都是「6」。

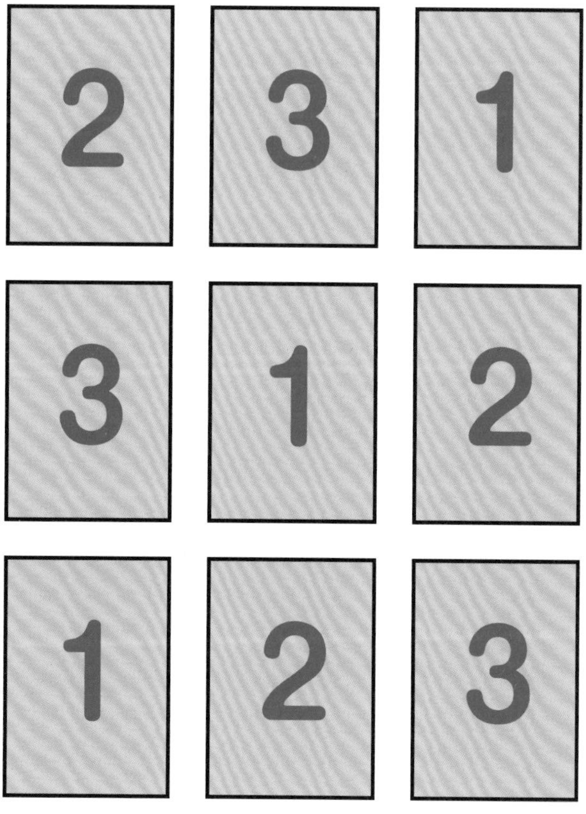

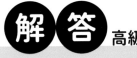

解答 高級題目・等級5

問題1　答案：D

不管成雞或小雞，只要把直排和橫排的兩側中較多的雞隻數量減去另一側較少的數量，就能得到中間的數量。

問題2　答案：如圖所示

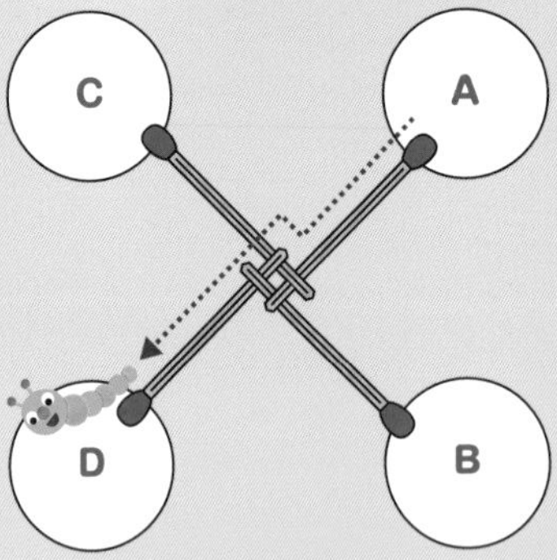

問題3　答案：C

問題4　答案：如圖所示

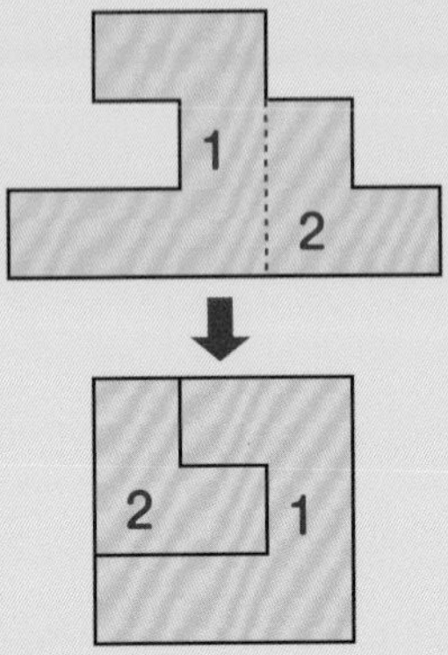

問題5　答案：C

問題6　答案：C

像左圖這樣，共有8種變化（上下、左右相反也算正確答案）。

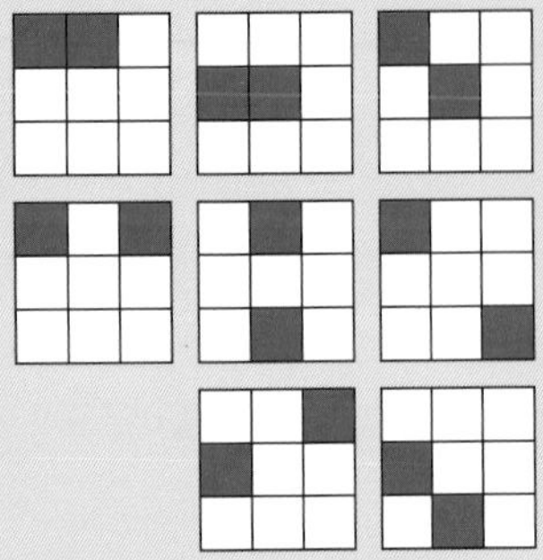

問題7　答案：A與H

問題8　答案：A

首先把12公升的水倒進9公升水桶中（第1次），再把9公升的水倒進7公升水桶（第2次），接著把7公升的水倒回12公升水桶內（第3次），再把9公升水桶中剩下的水全部倒進7公升水桶（第4次）。最後再把12公升水桶內剩下的水倒滿9公升水桶（第5次）。這時候12公升水桶裡就只剩下1公升的水。

	12公升	9公升	7公升
第1次	3公升	9公升	0公升
第2次	3公升	2公升	7公升
第3次	10公升	2公升	0公升
第4次	10公升	0公升	2公升
第5次	1公升	9公升	2公升

問題9　答案：如圖所示

首先，把圖形切割成2個長方形。接著分別畫出2個長方形的對角線，找出中心點。最後把2個中心點用線連起來，就可以把圖形分成面積相同的2等分。

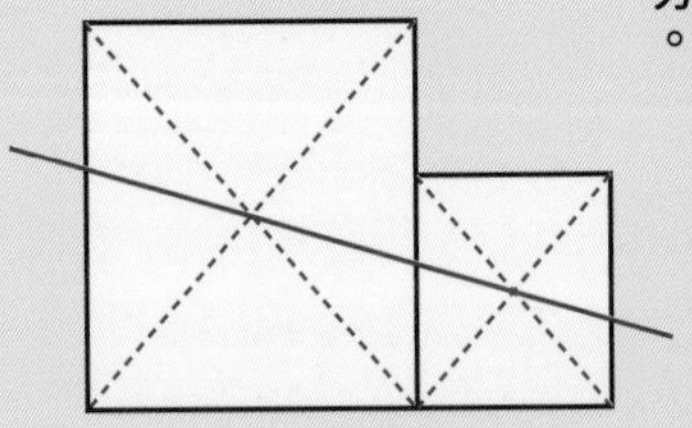

問題10　答案：如圖所示

3	1	2
1	2	3
2	3	1

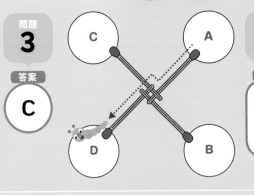

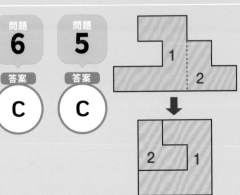

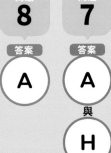

每天5分鐘！鍛鍊右腦，喚醒大腦潛能！

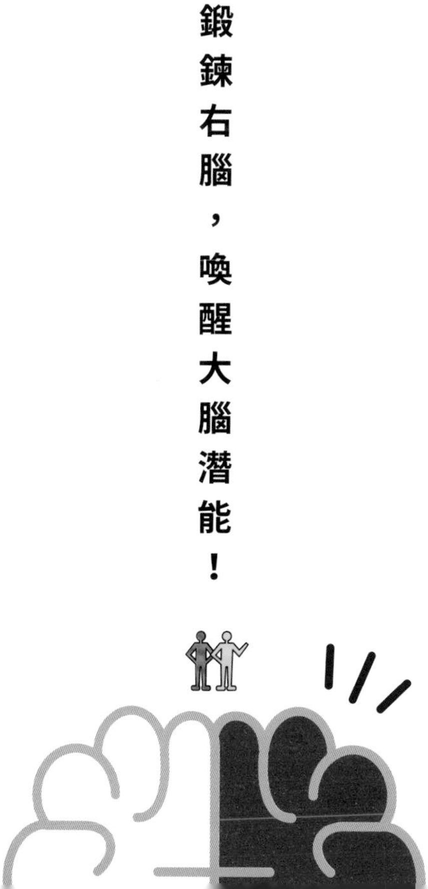

廣泛閱讀

一天5分鐘，喚醒大腦潛能！ 全面提升圖像思考力的右腦開發練習題

作者：兒玉光雄｜翻譯：卓文怡

總編輯：鄭如瑤｜主編：施穎芳｜執行編輯：吳宜軒｜美術設計：莊芯媚
行銷副理：塗幸儀｜行銷助理：龔乙桐

出版與發行：小熊出版／遠足文化事業股份有限公司
地址：231 新北市新店區民權路 108-3 號 6 樓｜電話：02-22181417
傳真：02-86672166 ｜劃撥帳號：19504465 ｜戶名：遠足文化事業股份有限公司
Facebook：小熊出版｜ E-mail：littlebear@bookrep.com.tw

讀書共和國出版集團
社長：郭重興｜發行人：曾大福
業務平臺總經理：李雪麗｜業務平臺副總經理：李復民
實體暨網路通路組：林詩富、郭文弘、賴佩瑜、王文賓、周宥騰、范光杰
海外通路組：張鑫峰、林裴瑤｜特販通路組：陳綺瑩、郭文龍
印務部：江域平、黃禮賢、李孟儒
讀書共和國出版集團網路書店：http://www.bookrep.com.tw
客服專線：0800-221029 ｜客服信箱：service@bookrep.com.tw
團體訂購請洽業務部：02-22181417 分機 1124
法律顧問：華洋法律事務所／蘇文生律師｜印製：凱林彩印股份有限公司
初版一刷：2022 年 3 月｜定價：320 元
ISBN：978-626-7224-38-0（紙本書）、9786267224373（EPUB）、9786267224366（PDF）｜書號：0BWR0063

國家圖書館出版品預行編目 (CIP) 資料

一天 5 分鐘，喚醒大腦潛能！全面提升圖像思考力的右腦開發練習題 / 兒玉光雄作；卓文怡翻譯 . -- 初版 . -- 新北市：小熊出版：遠足文化事業股份有限公司發行，2023.03
104 面；18.2×25.7 公分 . --（廣泛閱讀）
ISBN 978-626-7224-38-0（平裝）

1.CST：健腦法

411.19　　111022474

小熊出版官方網頁　小熊出版讀者回函